AF337087

D^r CH. DÉVÉ

RÉFLEXIONS CRITIQUES

SUR LA

PUÉRICULTURE

LA PUÉRICULTURE

ET

LA PRATIQUE MÉDICALE

PARIS

M. VERMOT	A. COCCOZ
ÉDITEUR	LIBRAIRIE MÉDICALE
6 et 8, rue Duguay-Trouin	11, rue de l'Ancienne-Comédie

1903

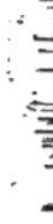

RÉFLEXIONS CRITIQUES

SUR LA

PUÉRICULTURE

Dᴿ CH. DÉVÉ

RÉFLEXIONS CRITIQUES

SUR LA

PUÉRICULTURE

LA PUÉRICULTURE

ET

LA PRATIQUE MÉDICALE

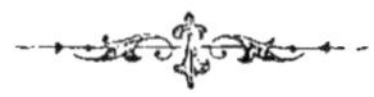

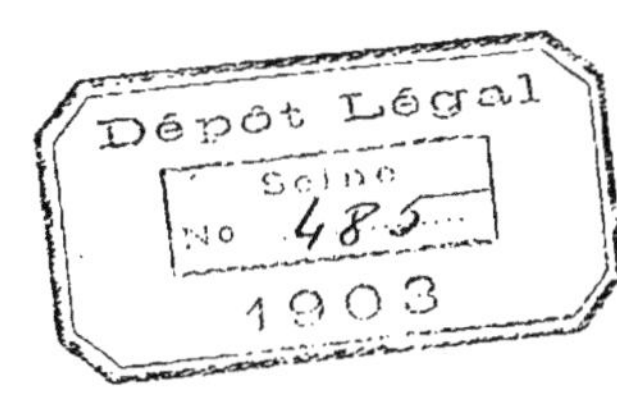

PARIS

M. VERMOT	A. COCCOZ
ÉDITEUR	LIBRAIRIE MÉDICALE
6 et 8, rue Duguay-Trouin	11, rue de l'Ancienne-Comédie

1903

AVANT-PROPOS

C'est à notre passage dans le service du Professeur
Budin, à la Clinique d'accouchements Tarnier, que
nous devons d'avoir choisi la Puériculture comme
sujet de notre thèse. Chaque matin, à la visite, nous
avons vu avec quel soin notre maître s'occupait de
l'hygiène alimentaire des nourrissons ; il ne cessait
d'insister auprès de nous sur l'importance de la régularité dans l'accroissement des nouveau-nés, régularité presque assurée lorsque l'alimentation est menée
méthodiquement ; sur l'absence presque complète de
morbidité par diarrhée parmi les nourrissons de son
service.

Nous avons suivi avec une attention passionnée
l'admirable enseignement pratique qu'il nous donnait chaque vendredi à la consultation externe des
nourrissons. Quatre heures durant, nous assistions
à un défilé de mères amenant leurs nouveau-nés et
leurs jeunes enfants, (depuis la naissance jusqu'à
l'âge de deux ans), et venant apprendre de quelle
façon l'alimentation devait être conduite. Tous ces
petits poussaient régulièrement, sans à coup, nous
voulons dire sans accidents gastro-intestinaux.

Nous avons quitté la Clinique Tarnier pour aller
apprendre dans le service du Dr Moizard, aux Enfants-
Malades, la pathologie infantile. La consultation nous

y réservait une pénible surprise. Le nombre des enfants atteints de troubles gastro-intestinaux, de diarrhée verte, d'athrepsie, de rachitisme était navrant. A voir tant de mères ignorer les règles les plus simples de l'hygiène alimentaire de la première enfance, à voir, en conséquence, tant de petits êtres malingres, malades et mourants, alors seulement nous avons compris pleinement tout ce que permettent d'éviter la science, l'habileté et la ténacité du médecin.

La mortalité infantile est effroyable. « La proportion de la mortalité infantile, dit M. Strauss, est la même que celle de la tuberculose, 150000 décès par année en France ». (394) Un très grand nombre de ces décès sont dus à la gastro-entérite.

Depuis quelques années, il n'est pas de société médicale, pas de publication médicale ou scientifique qui n'ait jeté le cri d'alarme et cherché les moyens d'enrayer le fléau qui sévit si durement sur la première enfance. Le théâtre et les journaux politiques eux-mêmes se sont efforcés de répandre la bonne parole ; il n'est que trop certain malheureusement que le but visé n'a été que partiellement atteint.

Parce qu'elles sont communes, les affections intestinales semblent bénignes à un grand nombre de femmes du peuple. Elles incriminent volontiers la dentition, alors que le plus souvent la cause est ailleurs ; et sourdes aux avertissements, aux bons conseils, elles laissent s'étioler et mourir leurs enfants, avec une incurie, une sorte d'inconscience inouïe. Et les femmes du peuple ne sont pas seules à penser et à agir ainsi.

L'opinion se montre indifférente presque à la vue de tous ces petits cercueils. Nous lisions récemment dans une feuille politique : « Si, par hasard, un de ces petits êtres vient à succomber dans les flammes d'un tragique incendie, la pitié universelle lui est acquise, déborde dans les rues et dans les faits divers des feuilles de la localité. Encore quelquefois la ville tout entière suit son cercueil.

« Mais tous les enfants ne peuvent pas mourir incendiés, cela se conçoit. Il y en a qui meurent empoisonnés : dans certaines villes (Lille en 1901), il y en a 1 500 par an empoisonnés par le lait falsifié. Comment voulez-vous qu'on s'émeuve d'un cas aussi fréquent ? on s'habitue à tout ! »

Les nourrissons ne meurent pas, mais on les tue, non pas sciemment et volontairement, mais par négligence, par oubli ou par ignorance des règles les plus élémentaires de l'hygiène infantile.

Oh ! par contre, avec quelle science, quelle minutie, l'éleveur surveille la température de sa couveuse, quelle attention on apporte dans le choix de la nourriture des jeunes animaux !

Qu'une épidémie, le farcin, la clavelée, sévisse sur un troupeau ou les animaux d'une région, l'émoi est immense. On demande à cor et à cris que les pouvoirs publics interviennent au plus vite pour enrayer le mal.

Et les enfants meurent, et l'on ne fait presque rien pour les empêcher de mourir !

Et cependant on pourrait les sauver en si grand nombre ! C'est à peine si l'on a songé à porter remède à ce déplorable état de choses. Mais les moyens proposés et mis en pratique sont peu en rapport avec la nature, l'étendue et la gravité du mal.

Avec une bonne volonté qui s'est tard éveillée sans doute, mais qu'il faut reconnaître, de bonnes âmes, de généreux philanthropes, des littérateurs, des savants et des médecins se sont mis à l'œuvre. Malheureusement, chacun s'est cru capable de se lancer dans la mêlée. Faute d'accord et faute de compétence, il faut hardiment le proclamer, un grand nombre de tentatives sont restées infructueuses, et de grandes sommes d'argent ont été dépensées en pure perte : c'est qu'il n'est guère facile de faire de la Puériculture raisonnée — nous allions écrire raisonnable — et efficace si l'on n'a des connaissances spéciales très complètes. C'est aux médecins que devait incomber le soin de diriger les opérations dans cette guerre à outrance contre la mort, et nous sommes obligés de reconnaître qu'on ne leur a laissé qu'une bien faible part du commandement.

C'est ce que nous nous sommes efforcé de démontrer dans la première partie de notre travail.

Après avoir résumé en quelques lignes la façon dont sont élevés les enfants communément, nous avons voulu examiner quelques-uns des procédés de Puériculture proposés et essayés. Ils sont nombreux, aussi nombreux qu'inefficaces sommes-nous tenté d'écrire. Dans ce nombre nous n'en avons retenu que quelques-uns, ceux sur lesquels on avait fondé le plus d'espoir : les crèches, les distributions de lait stérilisé, les pouponnières, la loi Roussel notamment. Nous en avons fait voir les inconvénients et souvent les dangers.

Dans une seconde partie, nous avons étudié les organisations dans lesquelles le rôle des médecins est prépondérant ; la lecture des résultats statistiques permettra d'acquérir la certitude que ces organisations, quelqu'imparfaites qu'elles soient pour quelques-unes, rendent des services incomparables.

Nous nous sommes efforcé, dans la troisième partie, d'exposer un projet de Puériculture pratique, à l'usage et à la portée de tous les médecins, et qui nous semble pouvoir donner des résultats satisfaisants : nous voudrions que chaque médecin organisât, pour son compte, une consultation de nourrissons ; c'est là ce que nous désignons par ces mots : Consultation Individuelle de nourrissons. Nous en avons envisagé, successivement, l'organisation matérielle et le fonctionnement.

En exposant le plan de la Consultation Individuelle schématique, nous avons eu pour but *unique* de grouper à l'usage des *praticiens* un certain nombre de renseignements dont la connaissance est indispensable pour créer et faire fonctionner — *matériellement parlant* — une consultation de nourrissons.

Que de questions il faut envisager, que de détails auxquels il faut songer au début de la création d'une telle organisation ! Si perspicace, en effet, que soit le médecin, il se heurterait constamment à des difficultés imprévues, parfois considérables, en apparence, du moins, et qu'il est, le plus souvent, fort simple de tourner, lorsqu'on en est averti.

Ce sont ces difficultés de toute espèce que nous voudrions épargner aux médecins désireux d'entrer dans la voie qu'a tracée le Pr Budin. Nous en avons été instruit, jusque dans les moindres détails, pendant les deux années où nous avons suivi assidûment la consultation de nourrissons de la Clinique Tarnier, et celle de l'hôpital Tenon (1) et par une enquête faite personnellement, sur place, dans un certain nombre de Gouttes de lait.

Nous nous excusons, par avance, d'être entré dans des détails qui paraîtront à beaucoup absolument insignifiants et négligeables : à ceux qui seraient tentés de les considérer comme tels, nous demandons de suspendre leur jugement jusqu'au jour où ils tenteront la création d'une consultation de nourrissons.

Nous ne citerons qu'un de ces détails, en exemple. Dans le résumé d'une séance de la Consultation (page 189), nous avons conseillé de peser et d'examiner les enfants *dans leur ordre d'arrivée* : détail d'une grande futilité, pensera-t-on, d'une assez grande importance, dirons-nous au contraire.

Il faut avoir vu, en effet, pour s'en bien persuader, combien les femmes du peuple sont souvent fort peu disposées à faire les plus minimes sacrifices pour assurer la santé de leurs enfants et se conserver à elles-mêmes la tranquillité. Bon nombre d'entre elles, au début surtout, ne se rendent pas compte de l'importance capitale d'une surveillance régulière exercée

____

(1) A l'Hôpital Tenon, le Dr Boissard a bien voulu nous charger en partie de la Consultation de nourrissons, de son côté matériel, notamment.

par un médecin compétent : elles considèrent la visite
à laquelle on les astreint, comme une pure formalité,
ennuyeuse et sans profit direct, et à laquelle elles ne
consentent à se soumettre que parce qu'elles ne pourraient, sans cela, recevoir du lait. Pressées qu'elles sont
d'en finir au plus tôt avec cette « corvée » hebdomadaire, c'est à qui passera la première. Dès lors, on
devine les discussions — et les disputes quelquefois
— qui peuvent surgir entre elles. C'est ainsi qu'à la
consultation de l'hôpital Tenon, (où la clientèle, il est
vrai, ne peut passer pour être des plus dociles), nous
avons vu la salle d'attente quelquefois transformée
en un véritable champ de foire où les mères, chacune
prétendant passer la première, ne se gênaient guère
pour manifester, avec une vivacité souvent peu commune, leur mécontentement d'être obligées d'attendre leur tour. Que de fois les mères ne nous ont-
elles pas menacé de ne plus venir à la consultation,
si nous refusions de les « faire passer » au début. Les
moins zélées, naturellement, se montraient les plus
exigeantes !

Pour remédier à cet état de choses, nous avons dû
décider, et afficher dans la salle d'attente, que les
femmes (à l'exemple de ce qui se fait à la clinique
Tarnier) passeraient dans leur ordre d'arrivée ; le
calme est vite revenu parmi ces femmes, qui savaient
alors à qui s'en prendre lorsqu'arrivées les dernières
elles devaient patiemment attendre leur tour.

Disons, en passant, que par ce moyen, on peut
déjà savoir quelles sont les mères qui s'intéressent le
plus à leurs enfants ; il est à noter, en effet, que les

premières arrivées sont presque toujours les mêmes.... ce sont celles dont les enfants croissent le
plus régulièrement.

Nous nous sommes *volontairement* abstenu d'indiquer les connaissances *théoriques* que doivent, de
toute nécessité. posséder les médecins, pour diriger
convenablement l'alimentation des enfants qu'ils
surveillent. Sans compter que, pour ce faire. il eût
été indispensable de donner à ce travail un développement considérable. nous n'aurions bien souvent
fait que paraphraser des travaux admirables faits dans
ces dernières années sur cet important sujet, tant en
ce qui concerne les mères qu'en ce qui concerne les
enfants, qu'il s'agisse d'enfants nés à terme ou de prématurés.

Pour l'étude de ces connaissances théoriques. nous
renvoyons au remarquable ouvrage qu'à publié le
Pr Budin, chez Doin, en 1900. « *Le Nourrisson* » est
l'exposé clair, méthodique et succinct de l'enseignement du Maître. Chaque année, sur toutes les questions relatives à l'allaitement des nouveaux-nés,
M. Budin et ses élèves publient — dans *l'Obstétrique*
notamment, des documents statistiques et des travaux
qui comfirment et complètent cet enseignement.

Nous serions heureux si ce travail pouvait contri-
buer à l'œuvre entreprise depuis de longues années
par le Pr Budin, en facilitant aux médecins la besogne matérielle, comme notre Maître a résolu pour
eux les difficultés du problème scientifique.

Notre projet n'est pas à l'abri de toute attaque.
tant s'en faut. Nous avons essayé de le défendre de

notre mieux, tel qu'il est ; mais nous nous rendons bien compte qu'il faudrait le remanier beaucoup pour qu'il puisse résister victorieusement à la critique. Il lui manque, comme à tout projet, la mise en œuvre qui fait si bien voir les défauts d'une organisation : ce n'est qu'à la longue probablement, par une expérimentation de plusieurs années, et des modifications successives, que l'application de ce projet pourra rendre les services que nous nous croyons en droit d'en attendre.

Nous espérons, d'ailleurs, le mettre bientôt en pratique, et rendre compte, chaque année, des résultats obtenus et des améliorations apportées.

Nous nous excusons par avance, une fois pour toutes, d'être sorti plus d'une fois, dans ce travail, du terrain médical pur, pour faire des incursions dans le champ social.

Pour nous excuser, nous dirons avec M. Variot : « Dans une question telle que celle de la Puériculture, le médecin, bon gré mal gré, se trouve entraîné sur le terrain social. Bien que nous n'ayons pas grand espoir de réformer les mœurs, il est de notre devoir de répandre et de vulgariser les procédés scientifiques qui peuvent avoir comme conséquence une réelle amélioration dans le sort des enfants et des mères ». (405)

Comment élève-t-on communément les Enfants ? Statistiques.

1° Comment élève-t-on les Enfants ?

Ce n'est rien écrire de nouveau que d'avancer cette affirmation : les femmes ne sont nullement préparées à leur rôle de mères. Alors que tout état, toute profession, est précédé d'un temps d'étude, d'un apprentissage, la maternité est le seul état pour l'exercice duquel les femmes ne sont pas instruites.

Leur préparation à la maternité ne commence le plus souvent qu'avec la certitude de l'existence d'une grossesse ; encore se borne-t-elle, et cela dans les derniers temps seulement, à se préoccuper de la confection ou de l'achat de la layette, ou du choix d'une nourrice.

Le terme de la grossesse venu, le médecin intervient ; l'accouchement terminé, il voit la mère quelques jours encore, dix jours quelquefois et souvent moins : dans bien des cas, à l'accouchement se limite tout son rôle. Puis il perd l'enfant de vue, et n'est rappelé qu'en cas de maladie du nourrisson.

Nombre de femmes ne savent même pas emmailloter leur enfant : elles ignorent totalement la progression normale d'un enfant né dans des conditions normales : à plus forte raison s'il s'agit d'un débile ou d'un prématuré.

Qui les en instruit ? Les vieilles femmes, les voisines, et bientôt les crèches.

Oh ! cette influence néfaste des vieilles femmes et des voisines ! Parce qu'elles ont eu des enfants qu'elles ont, pour la plupart, élevés, Dieu sait comment, — plus d'une, même, pour cette seule raison que, femme, elles auraient pu avoir des enfants — elles se considèrent comme les oracles naturels de la bouche desquels on doit apprendre la façon d'élever les enfants.

Elles ont fait un peu partout une ample provision de préjugés, qu'on n'arrivera guère à arracher chez nombre d'entre elles : elles y tiennent obstinément, et de génération en génération, se transmet ainsi, en dépit des découvertes de chaque jour, ce dépôt traditionnel de pratiques erronées. On ne se persuadera jamais assez de la vérité de cette boutade d'Ampère : « Les femmes sont des éponges à préjugés ! »

Nous n'entreprendrons pas de faire une étude complète de cette science infaillible des commères : ce serait vraiment besogne trop longue et trop peu attrayante. Qui n'a entendu répéter vingt fois que l'existence de la gourme est une preuve de santé de l'enfant! Avec quel soin, quelle religion, on s'évertue à aider la gourme « à sortir ». Malheur au médecin qui parle de guérir cette tête d'enfant couverte de croûtes, et de pus épaissi, à odeur infecte. Devant la compétence infaillible des commères, l'autorité des médecins est réduite à zéro; bon nombre d'entre eux sont obligés de s'incliner, et les enfants atteints de vomissements, de diarrhée, de manifestations toxi-infectieuses cutanées, continuent à vivre dans la crasse la plus répugnante, et à recevoir la nourriture la moins appropriée à leur âge.

L'enfant est-il nourri au sein par sa mère? Il tète aussi souvent, aussi longtemps qu'il le veut. Alors que ses parents, comme il est d'usage pour les grandes personnes, prennent leurs repas à des heures régulières, à peu de choses près, cet enfant n'est pas réglé le moins du monde.

S'il crie, s'il pleure, vite on lui donne le sein. Il se jette avidement sur le sein qu'on lui présente, il tète gloutonnement, le lait s'écoule hors de sa bouche par les commissures; il tète ainsi $1/4$ d'heure, $1/2$ heure, ou, pour mieux dire, il tète pendant un temps impossible à fixer..., il tète jusqu'à ce qu'il s'endorme.

Naturellement, cet enfant tombe malade, et comme il crie parce qu'il souffre, on pense qu'il doit avoir faim : on ne tarde pas à en être intimement persuadé, et l'enfant est aussitôt remis au sein. Les choses ne font qu'aller de mal en pis, le pauvre petit est finalement toujours pendu au sein de sa mère, à laquelle le repos et le sommeil sont rendus impossibles.

L'enfant est-il nourri au biberon? Oh! alors c'est

bien autre chose!... On se munit d'un bon biberon, le biberon Robert, dont le long tube est d'un immense avantage pour la mère ou la grand'mère qui élève l'enfant; sur le berceau est constamment la bouteille qu'on ne lave jamais, non plus que le tuyau de caoutchouc et la tétine. Le lait est un lait pris n'importe où..., tous les laits ne sont-ils pas bons? Les grandes personnes le consomment, donc il est bon pour les enfants! Le biberon trop empli n'est pas vidé complètement par l'enfant, car il s'est endormi pendant qu'il buvait. Tout à l'heure, quand il s'éveillera, on remplira hâtivement le biberon en complétant ce qui manque. Quelle odeur d'aigre ou de fermenté quand on s'avise de déboucher et de sentir le biberon!

Si encore on se contentait de ne donner que du lait pur, mais le lait pur est mauvais pour les enfants, il faut le couper d'eau de mauve, d'orge, de gruau ou d'eau panée. Ces infusions sont « la santé des enfants »; aussi, afin de n'en jamais manquer, il y en a toujours de préparées; elles sont mises de côté dans des bouteilles toujours débouchées, en vidange.

Mais ce mode d'alimentation ne peut durer longtemps. Chacun sait que le lait ne donne pas de forces, et si l'enfant est maintenu au lait, il est impossible qu'il « profite ». On lui fera donc prendre de « bonnes petites soupes ». Des soupes au lait d'abord, de la panade, puis de la soupe aux légumes et de la soupe au vin!

Comme l'enfant est attaché sur une petite chaise, près de la maman, à table, au moment des repas, il manifeste son désir d'attraper tout ce qui est à portée de lui. On lui tend des croûtes de pain, et comme les enfants ont la manie de tout porter à leur bouche, il suce, il *machillonne* la croûte de pain. Amusé par les petites manières de l'enfant, les parents lui donnent un peu de viande pour voir ce qu'il fera, et comme il la mange, on lui donne des parcelles de fruits à sucer et à avaler. A la cuiller, on lui fait avaler un peu de café additionné de « goutte ». Le voilà qui mange comme un homme !

Mauchamps, dans sa thèse, rappelle cette observation d'un alsacien qui, en 1893, amène à la consultation de Ollivier, aux Enfants-Malades, un enfant de trois semaines très malade. On demande au père comment cet enfant est nourri : « Comme moi », répond-il sans hésiter et visiblement fier de son fils. Nous avons eu tous l'occasion de faire un grand nombre d'observations analogues.

Qui ne connaît aussi les immenses avantages du « suçon », dont les Normands surtout se servent pour que le petit « fasse ses dents » plus facilement. C'est généralement un morceau de sucre candi enveloppé d'un linge, que l'enfant jette à terre, qui roule dans tous les coins, qu'on lui ramasse et qu'il suce avec frénésie. Il sert indéfiniment, et cet avantage est dû au sucre candi qui ne fond pas aisément.

Heureusement, certains enfants, « avec une sorte d'instinct, de perspicacité, si l'on peut dire, écrit Mauchamps, dans sa thèse, paraissent être plus raisonnables que leurs parents et refusent obstinément, avec un entêtement qui fait le désespoir de leur famille, les soupes, les mélanges, et tout ce que la *fa-*

tale prévoyance des mères, leur sollicitude exagérée, veut leur faire accepter ».

Heureusement aussi, on voit des enfants présenter des vomissements, renouvelés à chaque tentative d'alimentation.

« Trop souvent, hélas, les nourrissons supportent cela avec une apparence de prospérité qui encourage les parents ; alors, lorsque l'athrepsie ne vient pas un jour démolir cruellement ce fragile édifice de santé superficielle, le rachitisme, vengeur naturel des lois naturelles de l'hygiène alimentaire, guette l'enfant plus âgé. »

Elevés dans la malpropreté la plus parfaite, à l'encontre des règles les plus élémentaires de l'hygiène, ces enfants ne tardent pas à ressentir les effets de l'infection gastro-intestinale. Ils sont pris de vomissements, de diarrhée. Les vieilles femmes affirment que ce sont les dents qui sont en train de sortir. Comme au bout de huit jours, ou quinze, quelquefois davantage, les dents ne sont pas encore percées, comme la diarrhée dure toujours, comme le ventre reste gros, on commence à penser que l'enfant est peut-être malade. On consulte aussitôt une personne d'une compétence indiscutable, la voisine, qui a perdu deux ou trois de ses enfants de diarrhée, et qui s'y connaît, par conséquent, mieux que personne. On consulte aussi le pharmacien qui, naturellement très compétent, lui aussi, délivre une potion. Mais la diarrhée persiste, l'enfant maigrit de jour en jour : la mère se décide enfin à le porter au médecin.

Il est trop tard alors, et si l'enfant meurt, comme

cela n'arrive que trop souvent, on s'empresse de dire
que le médecin l'a mal soigné, et l'entourage féminin
de la malheureuse mère affirme que, au surplus, les
médecins ne peuvent pas « s'y connaître » aussi bien
que les femmes.

La mère est-elle obligée de se séparer de son enfant, elle l'envoie en garde, ou chez une nourrice
qu'on paye d'avance, sans quoi, elle refuserait de
garder l'enfant. Elle donne assez régulièrement des
nouvelles du petit, au début, c'est-à-dire pendant qu'il
est encore bien portant ; puis les nouvelles s'espa-
cent : la santé du nourrisson devient moins bonne ;
comme l'état de l'enfant ne s'améliore pas, la nourrice, qui a peur qu'on lui retire son nourrisson, et
qui, d'autre part, n'a pas encore pris l'habitude de
mentir avec assurance, ne donne plus de nouvelles
que de loin en loin ; ces nouvelles sont rassurantes,
très rassurantes, si rassurantes même qu'une dépêche
arrive un jour ou l'autre annonçant à la mère que son
enfant va très mal. Elle se rend auprès de son enfant, qu'elle trouve malade, mourant, et pis encore
quelquefois.

Ces faits sont d'une extrême fréquence ; on nous a
présenté récemment à la consultation des nourrissons
de l'hôpital Tenon, un enfant dont l'histoire n'est que
la reproduction exacte de ce que nous venons d'écrire.
Cet enfant, né à terme, a été envoyé, en excellente santé, en nourrice. La mère recevait des nouvelles de son enfant de plus en plus rarement, mais
elle finit par ne plus s'en inquiéter autrement : les
nouvelles étaient toujours excellentes. Le 20 août,

elle recevait encore des nouvelles tout à fait opti-
mistes, et le 21, une dépêche lui apprenait que l'état
de l'enfant était désespéré. Elle courut chercher son
enfant et nous l'amena.

Cet enfant, âgé de sept mois, pesait 3,900 grammes ;
son état de maigreur était effrayant ; mais circons-
tance des plus favorables, l'enfant n'avait pas un gros
ventre, il n'avait ni vomissements, ni diarrhée. La
garde n'avait pas empoisonné cet enfant, elle s'était
contentée — heureusement pour le pauvre petit —
de le laisser mourir de faim.

Depuis 8 jours qu'il suit la consultation, il a augmenté de 600 grammes, et cependant, il n'a pris que
500 grammes de lait stérilisé les deux premiers jours,
et 600 grammes les six autres jours.

Et nous pourrions citer nombre de faits semblables ;
nous préférons arrêter là une description qui attriste
notre cœur d'homme et de médecin.

2° Statistiques

Quels résultats devrait-on attendre d'un pareil
état de choses ? Les résultats ne pouvaient être que
désastreux.

Pour ce qui a trait à l'alimentation, il est inutile
de s'étendre bien longuement. En deux mots, les
enfants sont mal nourris, trop pour la plupart ; ils
sont mis trop tôt à l'alimentation solide.

Leur santé est compromise. Sans parler des cas trop fréquents de contamination par la syphilis ou la tuberculose; du fait de la nourrice ou de la garde, le nourrisson devient la proie de la diarrhée infantile, et des complications de toute espèce à point de départ gastro-intestinal. On sait combien grand est le rôle de la toxi-infection intestinale en pathologie infantile.

L'enfant acquiert une susceptibilité déplorable aux infections microbiennes, et peut-être pourrait-on voir dans ce fait une des raisons pour lesquelles la méningite et la péritonite tuberculeuse sévissent sur l'enfance avec une prédominance si marquée.

L'organisme est livré presque sans défense aux atteintes des maladies qui sont l'apanage de la première enfance : coqueluche, rougeole, variole, scarlatine, érysipèle, diphtérie. Il faut avoir séjourné dans un service d'enfants malades pour savoir toute la gravité des broncho-pneumonies, de la coqueluche et de la rougeole, survenant chez des enfants chétifs et débilités.

Voilà pour l'enfance. Mais ce n'est pas seulement chez l'enfant que se traduit la mauvaise hygiène alimentaire du nourrisson. Les mauvais effets s'en font sentir encore chez l'adolescent et dans un âge encore plus avancé, car tel est l'estomac de l'enfant, tel sera l'estomac de l'adulte.

Cette opinion que personne ne contredira, croyons-nous, permet difficilement d'établir le bilan statistique exact résultant des nombreuses fautes commises communément dans l'élevage des enfants. En publiant ci-après quelques chiffres de mortalité infantile, nous avons conscience de ne pas fournir des statistiques qui répondent à la réalité. Tant de causes d'erreurs vicient les statistiques que nous ne pouvons donner de ce qui est qu'une idée approximative, et probablement au-dessous de la réalité.

La mortalité infantile, de 1892 à 1897 atteint les proportions suivantes : (85)

A Rouen, sur 1000 décès, il y en a 251 d'enfants de 0 à 2 ans
— Lille   —   294   —   —
— Dunkerque   —   342   —   —
— Marcq-en-Barœul —   414   —   —
— St-Pol-sur-Mer —   509   —   —

Voici de 1895 à 1899, pour Paris, la statistique de la mortalité envisagée successivement pendant la 1ʳᵉ et la 2ᵉ année d'âge (119).

Enfants de 0 à 1 an

En 1895, il est mort 7.665 enfants de 0 à 1 an.
— 1896   —   6.327   —   —
— 1897   —   6.500   —   —
— 1898   —   7.089   —   —
— 1899   —   6.564   —   —

Enfants de 1 à 2 ans

En 1895, il est mort 2.519 enfants de 1 à 2 ans.
— 1896   —   1.917   —   —
— 1897   —   2.100   —   —
— 1898   —   2.355   —   —
— 1899   —   2.069   —   —

Il semble donc, d'après ces chiffres, qu'à Paris, la mortalité infantile de o à 1 an soit en décroissance légère depuis 1895. Il est de toute évidence que les consultations de nourrissons et les dispensaires ont contribué pour une large part à cette amélioration. Toutefois ces chiffres de mortalité ne sont pas absolument conformes à la vérité, car nombre de « Petits Paris » envoyés en nourrice à la campagne, et morts hors de la capitale, ne sont pas comptés dans cette statistique.

Nous avons emprunté à l'excellente thèse du D\u1d63 Zuber (435) quelques chiffres concernant la mortalité infantile dans la classe ouvrière de Nancy.

De 1894 à 1898, il y a eu, dans cette ville, 10.624 naissances, 9.666 décès dont 2273 décès d'enfants de o à 2 ans. Leur mortalité par rapport à la mortalité totale est donc de 228 o/oo, et par rapport à la natalité, de 218 o/oo.

Sur ces 2.273 décès de o à 2 ans, il y en a eu :

491 dans le 1ᵉʳ mois, soit......	215	o/oo
1.380 dans les 6 premiers mois..	607	o/oo
521 de 6 à 12 mois............	229,1	o/oo
255 de 12 à 18 mois..........	112,1	o/oo
117 de 18 à 24 mois..........	51,4	o/oo
1.901 dans la 1ʳᵉ année.........	836	o/oo
372 dans la 2ᵉ année..........	164	o/oo

La classe ouvrière a fourni 800 o/oo de ces décès, tandis que la classe bourgeoise n'en a fourni que 200 o/oo.

Combien cependant on aurait pu sauver de ces

enfants !... « Il y a chaque année à Nancy, dit le Dr Zuber, presque 200 homicides par imprudence sur des enfants de 0 à 2 ans ».

MM. Balestre et Giletta de Saint-Joseph, dans leur étude sur la mortalité de la première enfance dans la population urbaine de la France, de 1892 à 1897 (12) ont établi ainsi la mortalité infantile pour toute la France, en n'examinant que les villes d'une certaine importance :

A Paris, il est mort........ 44 069 enfants de 0 à 2 ans
11 premières villes .... 59.652 — —
47 villes de 30 à 100.000 h.. 55.869 — —
622 villes de moins de 30.000 h. 132.923 — —

Soit un total de 292.363 avec une moyenne annuelle de 48.727 décès, sur lesquels près de 20.000 auraient pu être évités.

La proportion de mortalité est donc :

A Paris..... .... de 145,31 0/00
Dans les 11 premières villes............. — 184,73 0/00
Dans 47 villes de 30 à 100.000 habitants.. — 167,25 0/00
Dans 622 villes de moins de 30.000 habitants — 168,13 0/00

Mais là, encore, il ne faut pas oublier qu'un grand nombre d'enfants, nés dans ces villes ont été mis en nourrice à la campagne, et que nombre d'entre eux y sont morts.

Nous avons recherché quelle a été de 1894 à 1898 la mortalité infantile de la France. Nous l'avons étudiée par département, en plaçant en regard du

STATISTIQUE DES DÉCÈS DE 0 A 1 AN EN FRANCE

leur proportion par rapport aux naissances pendant les années

1894, 1895, 1896, 1897, 1898

	1894			1895			1896			1897			1898		
	Naissances	Décès de 0 à 1 an	0/00	Naissances	Décès de 0 à 1 an	0/00	Naissances	Décès de 0 à 1 an	0/00	Naissances	Décès de 0 à 1 an	0/00	Naissances	Décès de 0 à 1 an	0/00
	6.881	1.068	155,2	6.855	1.179	171,9	7.252	959	132,2	7.313	1.096	149,9	7.096	1.124	159,9
	12.100	1.819	150,3	11.808	2.429	205,7	13.231	1.843	139,3	12.218	1.902	155,7	11.899	2.483	208,7
ses).	8.584	906	105,5	8.490	994	117,1	8.491	858	101	8.445	855	101,2	7.939	987	124,3
tes).	2.752	535	194,4	2.438	531	217,8	2.640	461	174,6	2.576	477	185,2	2.456	464	188,8
times.	2.832	664	234,5	2.716	687	252,9	2.705	533	192,8	2.673	527	197,1	2.629	650	247,2
	6.329	1.007	159,1	6.080	1.015	166,9	6.508	950	146	6.360	1.011	158,9	6.505	997	153,3
	9.551	2.590	271,2	9.262	2.356	254,4	9.343	2.325	248,8	9.122	2.252	246,8	8.792	2.208	250
	6.549	946	144,4	6.410	1.153	179,9	6.661	911	138	6.506	948	145,7	6.643	1.148	172,8
	4.347	585	134,6	4.145	613	147,9	4.272	579	135,5	4.169	567	136	3.967	625	157,5
	4.812	890	184,9	4.694	1.046	222,8	4.830	865	179,5	4.663	920	197,3	4.576	1.034	226
	6.356	1.018	160,2	5.948	944	158,7	6.277	837	133,3	6.287	847	134,7	6.212	897	144,4
u-Rhône	9.437	1.987	210,6	9.067	2.121	233,9	9.335	1.734	185,7	9.597	2.036	212,1	9.000	2.094	232,6
	16.665	2.909	174,6	16.542	2.864	173,1	17.294	2.750	159	16.722	2.839	169,8	16.667	2.622	157,3
	8.453	1.419	167,9	8.053	1.495	185,6	8.553	1.339	156,5	8.611	1.314	152,6	8.628	1.398	162
	5.211	852	163,5	4.950	1.086	219,4	5.260	950	180,6	5.289	1.089	205,9	5.029	1.089	276,5
nférieure	6.507	759	116,6	6.307	999	158,4	6.834	898	131,4	6.913	768	111,1	6.436	970	150,7
	8.195	1.041	127	8.084	1.110	137,3	8.324	1.027	123,4	8.148	1.020	125,2	8.071	1.130	140
	7.209	986	136,8	6.883	1.022	148,5	7.005	894	127,6	6.849	864	126,1	6.753	1.002	148,4
	7.891	1.241	157,3	7.321	1.345	183,7	7.781	1.148	147,5	7.702	1.144	148,5	7.448	1.210	162,4
	7.561	1.121	148,2	7.540	1.096	145,4	7.462	930	124,6	7.543	945	125,3	7.128	837	117,4
	6.608	899	136	6.372	1.011	158,7	6.562	853	130	6.507	884	135,8	6.279	1.049	167,1
ord	16.590	2.785	167,8	16.222	3.079	189,8	17.595	2.610	148,3	16.636	2.304	138,5	16.454	2.866	174,2
	5.441	518	95,2	5.229	575	109,9	5.549	510	91,9	5.412	468	86,5	5.225	566	108,4
	9.703	1.388	143	9.022	1.352	149,8	10.105	1.295	128,1	9.788	1.157	118,2	9.049	1.516	167,5
	7.028	1.166	166	6.742	1.457	216,1	7.000	1.152	164,6	7.224	1.233	170,7	7.255	1.291	177,9
	6.322	1.358	214,8	6.268	1.267	202,1	6.395	1.003	156,8	6.364	1.095	172,1	5.996	1.165	194,3
	6.718	1.166	173,6	6.480	1.405	216,8	6.682	1.073	160,3	6.631	1.090	164,4	6.450	1.248	193,5
ir	5.868	1.044	177,9	5.741	1.423	247,9	5.808	1.283	220,9	5.778	1.314	227,3	5.786	1.257	217,2
	23.444	3.326	141,8	22.991	3.895	169,4	24.569	3.266	132,9	23.734	3.010	126,8	23.316	3.298	143,2
	9.621	1.863	193,6	9.287	1.888	203,3	9.591	1.568	163,5	8.911	1.624	182,2	9.118	1.630	178,8
nne	8.291	1.320	159,2	7.667	1.421	185,3	8.144	1.187	145,7	8.014	1.297	161,8	7.792	1.180	151,4
	3.765	557	147,9	3.665	546	149	3.777	494	130,8	3.686	538	146	3.619	452	124,9
	15.298	1.845	120,6	14.885	1.888	126,8	15.300	1.744	114	15.363	1.683	109,5	14.938	1.780	119,1
	10.177	1.490	146,4	9.393	1.568	166,9	9.884	1.345	136,1	9.865	1.556	157,7	10.156	1.457	143,5
ne	14.402	2.665	185	14.165	3.118	220,1	15.245	2.380	156,8	14.663	2.126	145	14.650	1.940	132,4
	5.794	657	113,4	5.772	737	127,7	5.985	575	96,1	6.114	599	98	5.741	594	103,5
ire	5.862	767	130,8	5.833	807	138,3	6.078	762	125,4	5.963	697	116,9	5.830	909	155,9
	11.540	2.170	188,4	11.384	2.022	177,6	11.694	1.934	165,4	11.406	1.925	168,8	11.000	1.994	181,3
	5.542	876	158,1	5.589	952	170,3	5.672	807	142,3	5.619	823	146,5	5.520	933	169
	6.381	801	125,5	6.146	689	112,1	5.581	635	96,5	6.336	654	103,2	6.267	572	91,3
r	5.559	813	146,2	5.451	1.054	193,4	5.472	962	175,8	5.501	952	173,1	5.403	1.020	188,8
	14.627	2.605	178,1	14.302	2.688	187,9	14.555	2.372	163	14.538	2.474	170,2	14.250	2.524	177,1
	7.835	1.408	179,7	7.383	1.447	196	7.990	1.495	187,1	7.897	1.564	198,1	7.476	1.403	187,6
eure	14.149	1.792	126,6	14.106	1.908	135,3	14.527	1.828	125,8	14.007	1.579	112,7	13.876	1.741	125,5
	7.641	1.959	138,6	7.621	1.553	203,8	7.527	1.214	161,3	7.618	1.160	152,3	7.098	1.282	180,6
	4.101	751	183,1	3.916	841	214,7	4.091	724	177	4.146	709	171	4.006	579	144,5
nne	4.604	732	159	4.143	615	148,4	4.473	617	137,9	4.426	542	122,5	4.152	580	139,7
	3.585	655	182,7	3.515	636	180,9	3.764	581	154,3	3.591	555	154,5	3.405	620	182,1
ire	9.141	1.153	126,1	9.226	1.403	152,1	9.512	1.238	130,1	9.503	1.170	123,1	9.229	1.386	150,2
	10.363	1.515	146,2	10.201	1.327	130,1	10.731	1.267	118,1	10.319	1.227	118,9	10.805	1.481	137,1
	10.174	1.959	192,5	9.711	2.267	233,4	9.805	1.556	158,7	9.630	1.896	196,9	9.483	2.114	222,9
e	4.349	579	133,1	4.035	783	194,1	4.282	529	123,5	4.203	573	136,3	4.169	690	165,5
	6.952	1.165	167,6	6.656	1.306	196,2	6.989	1.037	148,4	2.841	1.159	407,9	6.829	1.031	151
Moselle	10.215	1.788	175	10.300	2.058	199,8	10.555	1.605	151,6	10.518	1.797	170,8	10.831	2.010	185,6
	5.474	940	171,7	5.455	1.196	219,2	5.523	867	151,5	5.609	923	164,6	5.571	1.050	188,5
	15.156	2.208	145,7	14.913	2.276	152,5	16.179	2.234	138,9	15.682	1.875	119,6	15.060	1.995	132,5
	6.527	1.028	157,7	6.299	1.083	171,9	6.208	956	151,4	6.369	884	138,8	5.900	1.077	182,5
	50.963	8.523	167,2	49.881	10.226	205,1	52.363	8.336	160,1	51.720	9.157	177,1	51.295	10.038	195,7
	8.853	1.467	165,7	8.450	1.872	221,5	8.186	1.508	172,6	8.821	1.550	175,7	8.803	1.731	196,6
	5.831	1.105	183,7	5.501	1.080	196,3	5.362	1.074	186,4	5.811	1.013	174,3	5.806	1.058	182,2
is	26.900	3.597	133,7	27.133	4.348	160,2	27.299	3.763	137,8	28.047	3.634	129,6	27.871	4.477	160,6
ne	10.100	1.528	151,3	9.979	1.669	167,2	10.304	1.406	136,4	10.241	1.383	135,1	9.822	1.700	173,4
nées	9.554	1.311	137,2	9.282	1.175	126,7	9.787	1.167	119,5	9.660	1.120	115,9	9.659	1.332	137,9
nées	3.899	590	125,7	3.767	581	154,2	4.501	544	136	3.868	560	144,8	3.766	594	157,7
rientales	5.114	787	153,9	4.658	854	183,3	5.530	738	138,5	4.980	716	143,8	5.081	711	139,9
e Belfort	2.161	398	184,2	2.095	414	197,6	2.568	329	151,7	2.181	437	200,4	2.250	479	212,9
	15.652	2.195	140,2	15.220	2.243	147,4	15.872	2.130	134,2	15.934	2.419	151,8	17.741	2.404	152,7
	5.449	849	155,8	5.543	984	177,5	5.729	828	144,5	5.731	891	155,5	5.606	1.071	191,1
ire	13.773	1.779	129,2	13.772	2.113	153,4	14.019	2.044	145,8	14.515	1.892	130,8	13.929	2.034	146
	8.463	1.575	186	8.384	1.822	217,3	8.449	1.552	183,7	8.500	1.594	187,5	8.442	1.734	205,4
	6.033	1.301	215,6	5.880	1.219	207,3	5.971	986	167,1	5.925	1.024	172,8	5.873	1.114	189,7
e)	6.010	1.137	189,2	6.102	1.163	190,6	6.078	916	150,7	6.271	1.073	171,1	5.947	1.005	169
	77.400	10.491	135,5	74.867	11.202	191,1	76.829	9.593	125,7	76.751	10.548	137,4	77.004	11.310	146,9
eure	23.240	5.216	223,8	22.809	6.302	176,3	23.613	4.975	210,4	23.756	5.208	221,1	23.378	5.704	244
ne	7.396	1.261	170,5	7.019	1.567	223,2	7.412	1.195	161,2	7.320	1.428	195,1	7.774	1.613	224,8
e	13.997	2.272	162,3	14.149	2.824	199,6	14.278	2.422	169,6	14.445	2.430	168,2	14.211	2.602	183,1
	6.752	675	100	6.829	973	142,5	7.658	870	123,1	7.037	658	93,5	6.908	828	119,9
	11.882	2.072	174,4	11.486	2.578	224,4	11.750	1.958	166,5	11.693	2.030	173,6	11.677	2.550	218,4
	6.877	1.226	178,3	6.609	1.229	185,9	6.791	1.102	162,3	6.809	1.184	173,9	6.488	1.196	184,3
onne	3.469	639	184,2	3.241	654	201,8	3.576	571	164,3	3.539	602	170,1	3.443	652	189,4
	5.784	944	163,2	5.634	883	156,7	5.703	933	158,1	5.936	1.034	174,2	5.985	958	160,1
	4.687	900	192,0	4.504	866	192,3	4.588	789	164,8	4.673	717	153,4	4.527	707	156,2
	9.996	1.115	111,5	4.331	1.182	114,4	10.384	1.256	120,9	10.528	1.160	110,2	10.175	1.250	122,8
	6.702	833	124,3	6.646	756	113,7	6.781	730	107,6	6.935	644	98	6.646	751	113
e	9.299	1.160	124,7	9.022	1.289	142,9	9.936	1.218	127,7	9.556	1.093	114,4	8.972	1.444	160,9
	10.557	1.999	189,3	10.089	2.302	228,2	10.512	1.829	172,3	10.698	2.039	190,6	10.468	2.275	217,3
	5.535	900	162,6	5.312	986	185,6	5.510	767	139,2	5.308	828	156	5.128	970	189,2
	855.388	134.999		834.173	148.982		865.536	127.708		859.107	130.603		843.933	142.541	

chiffre des décès de o à 2 ans, le chiffre des naissances, et nous avons établi la proportion de décès infantiles sur 1.000 naissances. Il est facile de se rendre compte approximativement des améliorations ou aggravations survenues dans chaque département pendant ces 5 années. (Nous aurions voulu dresser une table de la mortalité jusqu'à 1901, mais les résultats ne sont pas encore publiés pour les années postérieures à 1898).

Nous n'entrerons pas dans une étude approfondie de tous ces chiffres ; nous nous contenterons de constater que, pour beaucoup de départements, la proportion des décès par rapport aux naissances n'a guère varié, et que dans nombre de départements, la mortalité s'est accrue de 1894 à 1898.

Cette navrante constatation montre clairement que de deux choses l'une : ou bien les procédés de Puériculture ne sont pas scrupuleusement appliqués, et nous aurons dans la suite l'occasion de le constater ; ou bien ils sont en partie inefficaces (nous le démontrerons aisément un peu plus tard) et alors il convient de chercher d'autres moyens plus efficaces. Nous pensons que la Consultation Individuelle est de ce nombre.

Nous devons continuer cette rapide esquisse statistique, en établissant rapidement encore, quelles sont les causes principales de la mortalité infantile.

Voici un tableau composé par Balestre et Giletta de Saint-Joseph, qui donne le détail de la mortalité de la première enfance de 1892 à 1897 (12).

Détails de la mortalité de la première enfance, de 1892 à 1897

	Décès de 0 à 1 an	Diarrhée	Maladies des voies respiratoires	Maladies contagieuses	Tuberculose	Débilité congénitale	Causes inconnues	Autres causes
Paris . .	44.069	16.760	7.604	2.563	1.510	8.064	206	7.362
11 prem. villes	59.562	25.019	8.389	2.768	1.209	8.752	1.784	11.581
47 villes .	55.869	19.558	7.492	2.580	1.219	10.410	3.724	10.886
622 villes	132.923	»	»	»	»	25.106	»	»
Total . .	292.363	61.337	23.485	7.911	3.938	52.332	5.714	29.829

96.721

Dans ce tableau, malheureusement, manque le
détail de la mortalité pour les villes au-dessous de
3o.ooo habitants.

Des 59 villes dont le détail a été donné, la mortalité *par diarrhée* dépasse le quart de la mortalité
infantile partout, sauf à Saint-Ouen, Lorient, Roanne,
Béziers, Montluçon, Angoulême et Clermont - Ferrand.

Elle dépasse le tiers dans 21 villes, (Paris, 38o dé-
cès, Saint-Etienne, Bordeaux, Roubaix, Dunkerque,
Clichy, Saint-Denis, Saint-Quentin, Boulogne-sur-
Mer, Saint-Nazaire, Nancy, Toulon, Levallois, Gre-
noble, Versailles, Perpignan, Cherbourg, Tours,
Orléans, Périgueux, Pau).

Elle dépasse la moitié de la mortalite infantile dans
12 villes :

A Rouen, où elle a atteint la proportion de 510 sur 1000 décès d'enfants

Lille	—	—	514	—	—
Le Mans	—	—	525	—	—
Avignon	—	—	530	—	—
Amiens	—	—	546	—	—
Nantes	—	—	555	—	—
Le Havre	—	—	558	—	—
Reims	—	—	564	—	—
Boulogne-sur-Seine		—	567	—	—
Rennes	—	—	574	—	—
Dijon	—	—	584	—	—
Troyes	—	—	682	—	—

A Troyes, même, en 1892, il y a eu 757 décès par
gastro-entérite sur 1000 décès de 0 à 1 an, soit plus
des 4/5 (84).

Voici quelques chiffres concernant la mortalité
infantile de 0 à 2 ans par diarrhée à Nancy (435) avec
la proportion sur 1000 de ces décès :

Année 1894 :	424 décès, dont	179	par gastro-ent.	422 o/oo
Année 1895 :	522 —	— 216	—	413,8 o/oo
Année 1896 :	403 —	— 171	—	429,3 o/oo
Année 1897 :	481 —	— 193	—	401,2 o/oo
Année 1898 :	443 —	— 171	—	386 o/oo
Soit au total :	2.273 décès —	930	—	409.1 o/oo

Sur ces 930 enfants morts de gastro-entérite

679	sont morts entre	0 et 6 mois,	soit	730 pour 1.000
188	—	— 6 à 12	—	202 —
63	—	— 12 à 24	—	67,7 —

Voici la mortalité infantile totale à Paris de 1895 à
1899, avec le nombre de décès par gastro-entérite et

la proportion pour 1000 décès d'enfants pendant la première et la seconde année (119) :

Mortalité infantile de 0 à 1 an par gastro-entérite à Paris

Années	Nombre total des décès	Décès par gastro-entérite	Proportion pour o/oo
1895	7.665	2.971	387.6 o/oo
1896	6.327	2.369	374.6 —
1897	6.500	2.376	365.5 —
1898	7.089	2.868	402.5 —
1899	6.564	2.476	377.1 —

Enfants de 1 à 2 ans

Années	Nombre total des décès	Décès par gastro-entérite	Proportion pour o/oo
1895	2 519	388	154 —
1896	1.917	199	103.8 —
1897	2.100	257	122.3 —
1898	2.355	371	157.5 —
1899	2.069	264	127.5 —

Nous rappelons que ces chiffres sont trop faibles, car nombre de « Petits Paris » placés en nourrice à la campagne, et décédés hors de la ville, ne sont pas compris dans ce relevé.

L'influence de l'âge et du mode d'alimentation du nouveau-né démontrée depuis longtemps est nettement mise en évidence par ce tableau qui résume de 1894 à 1898 la mortalité par diarrhée, à Paris, et que nous avons dressé en consultant les annuaires statistiques de la ville de Paris (30).

Mortalité par diarrhée, à Paris, suivant l'âge
et le mode d'allaitement

		1894	1895	1896	1897	1898
De 0 à 2 mois	Sein	366	419	314	272	316
	Autrement	903	874	716	692	787
	Inconnu	147	77	97	98	155
Total		1.416	1.370	1.127	1.062	1.258
De 3 à 5 mois	Sein	135	182	138	140	155
	Autrement	467	525	449	459	465
	Inconnu	50	31	45	61	98
Total		652	738	632	660	718
De 6 à 11 mois	Sein	126	215	139	136	183
	Autrement	394	611	438	478	598
	Inconnu	49	37	33	40	97
Total		569	863	610	654	878
Total général		2.637	2.971	2 369	2 376	2 854

A Paris, en 1899, comme le fait remarquer H. de
Rothschild, il y a eu en moyenne sur l'ensemble de
l'année, pour 100 décès par gastro-entérite, 85,7 o/o
décès d'enfants élevés au biberon. Ce rapport a
atteint 89 o/o pendant la saison chaude (1ᵉʳ mai au
10 octobre).

Le tableau suivant dressé par le Dʳ H. de Rothschild
(367) l'établit d'une façon non moins saisissante : il
rappelle l'influence néfaste de l'été sur la mortalité
infantile.

**Mortalité totale et mortalité par gastro-entérite
des enfants de 0 à 1 an, à Paris**

(Mois de Juin, Juillet, Août et Septembre 1899)

Numéro des semaines		Total des décès de 0 à 1 an	Décès par gastro-entérite			Température moyenne	Proportion des décès par gastro-entérite par rapport au nombre total des décès
			Sein	biberon	Total		
Juin.	22e	128	9	21	30	15°10	23.4 %
	23e	149	5	43	48	18 22	32.2
	24e	114	7	31	38	15 29	33.3
	25e	103	5	23	33	16 79	32
	26e	111	7	36	43	18 17	38.8
Juillet.	27e	114	3	51	54	16 65	47.4
	28e	169	13	66	79	20 30	46.5
	29e	237	10	149	159	22 38	67.5
	30e	206	7	117	124	19 08	60.2
Août.	31e	256	16	158	174	23 57	68
	32e	231	7	84	91	19 55	39.5
	33e	215	12	131	143	20 98	60.5
	34e	210	9	128	137	19 86	65.2
	35e	175	6	88	94	19 23	53.8
Septem.	36e	135	10	67	77	19 80	57
	37e	104	5	55	58	14 50	53.6
	38e	105	6	46	52	14 46	49.4
	39e	78	4	32	36	12 98	46.2
Totaux		2 840	136	1.226	1.362		48.5 %

D'après H. de Rothschild.

Voici un tableau qui permet de se rendre compte des principales causes de la léthalité infantile à Paris, de 1894 à 1898, et par mode d'alimentation.

Principales causes de la léthalité infantile (de 0 à 1 an) à Paris, de 1894 à 1898

ANNÉES	ROUGEOLE				MÉNINGITE tuberculeuse				MÉNINGITE simple				CONVULSIONS				BRONCHITE				BRONCHO pneumonie				DÉBILITÉ congénitale				TROUBLES gastro-intestinaux				TOTAUX GÉNÉRAUX
	Sein	Autrement	Inconnu	Total	Sein	Autrement	Inconnu	Total	Sein	Autrement	Inconnu	Total	Sein	Autrement	Inconnu	Total	Sein	Autrement	Inconnu	Total	Sein	Autrement	Inconnu	Total	Sein	Autrement	Inconnu	Total	Sein	Autrement	Inconnu	Total	
1894	109	122	40	271	90	34	21	145	191	98	43	332	217	116	56	389	275	122	42	439	224	213	121	558	654	269	362	1285	627	1764	246	2637	6056
1895	67	91	19	177	90	49	17	156	187	97	34	318	240	153	20	413	333	152	29	514	349	275	84	708	676	305	343	1324	825	2000	146	2971	6581
1896	72	72	23	167	95	37	29	161	174	86	6	266	187	114	7	308	216	117	11	344	243	196	72	511	701	233	291	1225	591	1603	175	2369	5351
1897	76	95	23	194	71	49	20	140	154	76	14	244	205	104	15	324	239	143	35	417	279	278	120	677	657	202	349	1208	518	1629	199	2376	5580
1898	76	114	32	222	95	47	19	161	138	84	42	264	184	113	23	320	176	105	44	325	285	205	121	611	697	176	370	1243	53	1629	312	2476	5622
Totaux .	400	494	137	1031	441	216	106	763	844	441	139	1424	1033	600	121	1754	1239	639	161	2039	1080	1167	518	3065	3385	1185	1715	6285	3126	8625	1078	12829	29490

La lecture de ce tableau est fort instructive à plus d'un titre.

Elle montre clairement, une fois de plus, le nombre considérable d'enfants enlevés par la gastro-entérite, et l'importance capitale d'une direction éclairée dans la conduite de l'alimentation mixte et artificielle, puisqu'il y a près de 700 pour 1000 des décès qui surviennent chez des enfants recevant autre chose que lesein.

On ne peut manquer d'être frappé par le nombre considérable de décès dus à la débilité congénitale. Bien qu'on ne puisse affirmer, comme le font remarquer MM. Balestre et Giletta, que la rubrique débilité congénitale exprime toujours des faits scientifiquement établis; bien qu'elle dissimule bien des fois des « diagnostics peu précis », il est incontestable que la débilité congénitale est un des facteurs importants de la mortalité de la première enfance. Et cette remarque est vraie pour toute la France comme l'ont montré MM. Balestre et Giletta.

Voici résumées leurs recherches à ce sujet :

Mortalité par débilité congénitale rapportée au chiffre de 1000 décès d'enfants à Paris et dans les principales villes de France.

Paris 182,98

11 premières villes............ 147,09 (Lyon 320 décès / Toulouse 249 —

47 villes de 30 à 100.000 h. 186,32

622 villes de moins de 30.000 h. 188,88

Ces chiffres pourraient être considérablement diminués si la femme enceinte était « protégée », elle aussi, pendant les derniers mois de sa gestation, comme le demande avec instance le Pʳ Pinard et comme on commence à le faire — oh ! combien incomplètement — à Paris et en province, (Rouen notamment) ils pourraient être réduits encore si l'alimentation si délicate des prématurés était surveillée de près. Le Pʳ Budin a pu de cette manière empêcher de mourir les 9/10 des prématurés et débiles confiés à sa surveillance.

Les enfants nourris au sein succombent en plus grand nombre que les enfants élevés à l'allaitement mixte et artificiel lorsqu'ils sont atteints de l'une de ces affections : Méningite tuberculeuse, méningite simple, bronchite, broncho-pneumonie. Il semble qu'on puisse expliquer la fréquence plus grande de la mortalité, par la fréquence infiniment plus grande de la morbidité par ces mêmes causes, chez les enfants nourris au sein ; ne sont-ils pas plus exposés, en effet, à contracter ces affections du fait de leur contact bien plus intime avec leur mère tuberculeuse, atteinte d'une bronchite ou d'une grippe légère ?

Ce qui permet, semble-t-il, de faire cette hypothèse, c'est que pour la rougeole, par exemple, la mortalité est plus faible chez les enfants nourris au sein que chez les enfants soumis à un autre mode d'allaitement.

La mère n'est plus là, évidemment, l'agent qui transmet le microbe pathogène, et, là encore, l'organisme plus vigoureux de l'enfant nourri au sein résiste mieux à la maladie.

La cause « convulsion » est d'une interprétation impossible, car ce qui est mis, dans ce tableau, au rang d'une cause n'est en réalité, au point de vue médical. qu'un syndrôme.

Les mères, surveillées à la consultation des nourrissons, ou aux dispensaires, en tant qu'elles sont un danger permanent pour leur progéniture, se soigneraient et se guériraient rapidement, en grand nombre du moirs, et la contagion de la mère à l'enfant serait très souvent évitée, Dès lors, il est infiniment probable que pour toutes ces causes, comme pour la gastro-entérite, les enfants nourris au sein, plus forts, plus résistants que ceux soumis à un autre mode d'allaitement, seraient moins frappés que ces derniers. On protégerait l'enfant contre sa mère, en même temps que contre les dangers du lait, et les statistiques s'amélioreraient.

« Si maintenant, écrivent MM. Balestre et Giletta, nous jetons un coup d'œil d'ensemble sur la mortalité infantile urbaine, nous voyons que, de 1892 à 1897, sur un chiffre d'habitants qui ne comprend que le cinquième de la population totale,

La diarrhée a produit . . . . 61.337 décès
Les maladies infectieuses . . . .   7.911   —
Les maladies des voies respiratoires . . . . . . 23.485   —
La tuberculose . . . .   3.938   —

Total . . . . .   96.671 décès

soit, par année, 16.112 décès. Ces chiffres donnent la proportion de 606,30 pour 1000 décès d'enfants, et ces décès sont tous théoriquement évitables.

« A cette perte il faut ajouter 52.332 décès par débilité congénitale, en moyenne 179 pour 1000 décès.

« Or, des décès par cette cause, M. Budin en a évité les 9/10. Si nous ajoutons ces 9/10, soit environ 160 pour 1000 d'après nos proportions, aux 606 décès dûs aux maladies évitables, cela fait 766 décès évitables sur 1000. Et ce n'est pas fini !...

« Les causes inconnues, les autres causes, (convulsions, etc.) nous donneraient encore un bénéfice, de sorte que l'on peut dire que les 3/4 au moins des enfants meurent par notre faute ».

Chargée d'une telle responsabilité, qu'a fait la société pour se défendre et pour sauver tous ces petits êtres ? C'est ce que nous nous proposons d'examiner dans notre prochain chapitre.

Malheureusement, quelque intéressants que soient, en partie du moins, presque tous les moyens proposés, nous avons dû en négliger un certain nombre pour n'examiner, comme nous le disions dans notre avant-propos, que ceux sur lesquels on a fondé le plus d'espoir.

CHAPITRE II

Étude Critique
de quelques modes et procédés
de Puériculture - Statistiques

« En Puériculture, les formes d'intervention les plus
diverses, les plus variées, écrit M. Strauss (394) —
les préventives comme les curatives — sont néces
saires ; elles ne s'excluent point parce qu'elles visent
des fractions différentes de la société. »

Nous laissons volontairement de côté les enfants
qui naissent dans les milieux fortunés, qui peuvent ne manquer jamais du nécessaire, pour n'avoir
en vue dans tout ce qui va suivre que les enfants qui
naissent sous des étoiles moins heureuses !

1° La Puériculture extra-médicale

1° Mesures préventives

Les mesures préventives de Puériculture ne doivent
pas retenir longtemps notre attention, non qu'ils
soient dénués d'efficacité, mais parce qu'ils ressortissent au domaine de l'assistance sociale.

Qu'on institue le plus possible, ainsi que le demande le professeur Pinard depuis si longtemps, et avec tant d'insistance, des refuges, refuges-ouvroirs, asiles, où les femmes malheureuses pourront aller passer à l'abri du froid et de la faim les derniers mois de leur grossesse, alors qu'elles sont mises, du fait même de l'âge de leur grossesse, dans l'impossibilité de conserver leur gagne pain. Que de domestiques que leurs maîtres chassent sans pitié pour l'enfant à naître, que d'ouvrières, de filles mères renvoyées de l'atelier, que de mères délaissées par leurs maris et tombées dans la misère, ne songeraient guère à interrompre le cours de leur grossesse, au péril de leur vie, — au détriment aussi de l'accroissement de la population française, — si elles savaient où abriter leur détresse !

Que d'enfants naissent prématurément, par suite des fatigues que s'imposent les mères, pendant leur grossesse, et dont la vie intra-utérine serait prolongée ainsi jusqu'au terme normal !

2° Mesures curatives

Parmi les innombrables procédés de puériculture curative, il en est qui semblent d'une application inefficace, et à notre avis dangereuse.

Primes d'élevage. — Le Dr Bertrand (34) propose la création de primes d'élevage pour enfants comme on a donné de tous temps des primes d'élevage pour les animaux.

Cette proposition aurait pour résultat, craignons-nous, comme cela se passe trop souvent dans les concours de bébés, que les bébés les plus gros seraient les bébés primés ; or, ce n'est pas à la quantité plus ou moins considérable de pannicule adipeux qu'on doit juger de l'état de santé d'un nourrisson ; la formation et l'accumulation de la graisse indiquent une combustion insuffisante, ou une nourriture prise à l'excès : les enfants primés seraient, à notre avis, non des enfants bien portants mais des malades.

Certificat médical obligatoire pour les nourrices et les mères. — Ollive et Schmitt (317) émettent une idée que nous approuvons en partie. « L'état, disent-ils, devrait exiger de toute mère ou nourrice un certificat médical, tous les mois en hiver, et tous les 15 jours en été. Tous seraient soumis à cette loi ».

La création d'une loi nouvelle ne nous semble pas nécessaire ; n'avons-nous pas une loi sur la protection des enfants du premier âge, qui, remaniée suivant le vœu d'Ollive et Schmitt pourrait en tenir lieu ? — Il suffirait, non seulement d'augmenter le nombre des visites obligatoires mais de soumettre à l'inspection, non plus les nourrices seulement, mais les mères aussi.

« Un médecin désigné par la municipalité, ajoutent-ils, irait constater l'état du nourrisson. »

Nous refusons de nous associer à cette demande, pour une raison d'ordre extra-médical que nous pourrions invoquer à nouveau en formulant nos objections à la loi Roussel. Nous n'avons que trop raison de craindre que des considérations d'ordre politique, religieux ou autre, ne puissent souvent décider du choix des médecins.

Charité privée. — Secours en argent. — Nous nous dispenserons d'insister sur l'importance des subsides et dons de toute nature que la charité privée s'est plue, de tout temps, à distribuer largement. C'est d'elle surtout que nous devons attendre ce sans quoi les volontés les plus ardentes au bien se trouvent paralysées ; ce « nerf de la guerre » sans lequel ne peuvent se créer ni se maintenir les institutions d'assistance sociale.

Qu'il nous soit permis toutefois, après avoir rendu publiquement hommage à tant de dévouements et de sacrifices accomplis pour le bien de l'enfance malheureuse, de faire observer que, très souvent, les résultats obtenus ne répondent pas, autant qu'on l'aurait pu espérer, aux efforts tentés.

Trop souvent même les subsides sont « gaspillés » — le mot n'est pas trop fort — soit qu'ils aillent à des mères misérables qui ne valent pas la peine qu'on s'intéresse à elles, soit qu'ils soient absorbés dans des formations dites charitables, charitables de nom et d'intention, sans doute, mais qui rendent presque plus de mauvais services que de bons.

Nous aurons, chemin faisant, l'occasion de revenir plusieurs fois sur ce point, et notamment quand nous parlerons des crèches et des pouponnières,

Assistance de la mère. — Le Pʳ Pinard,

qui préconise si vigoureusement la Puériculture avant la naissance, par la protection de la mère, a érigé en principe formel qu'après la naissance, la défense du nouveau-né réside tout entière dans ce principe : ne pas séparer l'enfant de sa mère. C'est dans cette pensée, d'ailleurs, que l'Assistance Publique alloue de 15 à 25 francs par mois à la femme accouchée qui nourrit ; mais ce secours d'allaitement est encore insuffisant.

« Une seule solution est normale et humaine, écrit le professeur Pinard (334), et c'est la seule efficace : Faire en sorte que l'enfant ne soit pas séparé de sa mère. C'est là le but à atteindre ; c'est vers ce but que doivent se concentrer tous nos efforts. Tout ce qui ira à l'encontre de ce but sera inefficace et stérile le plus souvent, coûteux toujours. Elevez les subventions aux sociétés d'allaitement maternel, augmentez les secours donnés aux mères nécessiteuses, créez des établissements, si vous voulez, mais où seront admises les mères avec leurs enfants. »

Aussi le Pr Pinard est-il l'ennemi déclaré des crèches et des gouttes de lait, qui sont un encouragement à l'allaitement artificiel.

Notre opinion est à peu près conforme à celle du Pr Pinard ; malheureusement, nous ferons à cette proposition un gros reproche, qu'on peut adresser d'ailleurs à nombre de projets germés dans des cerveaux mis aux service de cœurs généreux, avides de voir secourues les infortunes qui les entourent. Cette théorie est admirable, mais elle risque fort de rester longtemps inappliquée. Pour que ce procédé puisse être mis en pratique, il faudrait de l'argent, et beaucoup d'argent ; or combien de villes inscriraient à leur budget une somme quelconque dans ce but? Les conseils généraux voteraient-ils des crédits? « Et pourtant, disent Balestre et Giletta de St Joseph, à l'occasion d'une autre proposition, on trouve de l'argent pour faire courir des chevaux et payer des danseuses! » (12)

Il faudrait que la charité privée intervînt ; malheureusement la générosité des particuliers, toujours prête à se dépenser si largement lorsqu'il s'agit de charité privée, se montrerait probablement défiante à l'égard d'un projet d'assistance philantropique officielle. Il faudrait pour cela que soit disparu l'esprit de clan, de caste, de secte ; il faudrait qu'on regardât les filles-mères d'un œil moins sévère. Ces malheureuses ont suffisamment expié leur faiblesse. La maternité, d'ailleurs, ne suffit-elle pas à les racheter? Et encore, à supposer qu'on ne consente pas à pardonner la faute de ces mères malheureuses, en refusant de les secourir, ce n'est pas elles seulement qu'on atteint et qu'on punit ; ce sont leurs enfants, pauvres petits innocents qui n'ont pas demandé à naître, auxquels il est injuste de ne point venir en aide.

Dans certaines villes, la réalisation de l'assistance de la mère a été tentée; nous souhaitons vivement que l'exemple donné par la ville de Lille soit suivi partout.

M. Ghesquière (189) nous apprend que les sociétaires de la Mutualité maternelle Lilloise touchent quand elles accouchent, 18 francs par semaine pendant un mois, soit 72 francs, plus la prime d'allaitement quand elles donnent le sein à leur enfant. Cette société est subventionnée de 2.000 francs par la ville.

Si la femme, récemment accouchée, pouvait rester six semaines sans travailler, et si la société pouvait lui donner un subside suffisant pour lui permettre de s'occuper pendant ce temps uniquement de son enfant, sans avoir le souci de son existence à assurer, ce serait parfait.

« Un manufacturier de Mulhouse, M. Dolfus, ayant remarqué que la mortalité des enfants de ses ouvrières était très grande quand celles-ci reprenaient trop tôt le travail après les couches, leur assura le salaire pendant six semaines, et la mortalité s'abaissa de 40 à 25 o/o » (435).

Distributions de lait stérilisé. — Quand furent reconnus les immenses avantages obtenus, dans l'allaitement mixte et artificiel, par l'usage du lait stérilisé, on songea à mettre à la portée de tous, et à un prix abordable, de bon lait stérilisé.

M. Paul Strauss, le 6 décembre 1896, a fait la proposition suivante qui a été votée par le conseil municipal de Paris, en mai 1897 : « La délivrance du lait sera faite à la charge des parents et moyennant un prix convenu chez les fournisseurs dont la liste sera déposée dans chaque mairie ».

Bientôt se fonda l'Œuvre philanthropique du Lait, dont le programme, d'après H. de Rotschild (360) est le suivant : « Créer dans les quartiers populeux et pauvres de Paris des dépôts dans lesquels la classe ouvrière pourrait s'approvisionner à très bon compte, de lait frais et de lait stérilisé ».

Le prix de vente du lait ne serait majoré que de 2 à 3 centimes par litre.

L'œuvre, après des débuts difficiles, a vu augmenter rapidement et le nombre de ses dépôts et la quantité de lait distribué. Il est encourageant de constater que les mères ont vite eu recours au lait stérilisé, qu'elles ont accueilli sans trop de défiance.

L'usage du lait stérilisé, du moins dans les grandes villes, s'est rapidement répandu ; mais comme son prix de vente (lait stérilisé industriellement) est assez élevé, il n'est guère à la portée des indigents.

Dans quelques villes cependant, on a voulu les faire profiter des avantages qu'il procure, surtout pendant la période estivale. A Nancy, le Pr Hergott a obtenu qu'on distribuât du lait à bon marché, au moins pour les nourrissons atteints de diarrhée.

Sans nier, loin de nous cette pensée, les immenses avantages qu'on retire dans certains cas de l'usage du lait stérilisé, nous répéterons ce que d'autres ont dit déjà avec autorité : au lieu de faire d'énormes sacrifices pour procurer du lait stérilisé aux enfants, il vaudrait mieux réunir tous nos efforts dans le but unique de favoriser et créer, au besoin, à nouveau, l'habitude de l'élevage au sein.

Le lait stérilisé, en effet, menace de porter un coup terrible à l'allaitement naturel. Il est temps d'enrayer la campagne qu'on mène depuis quelques années en faveur du lait stérilisé ; les médecins se trouvent dé-

passés par le public qu'ils voulaient éclairer, si bien
qu'aujourd'hui, on entend fréquemment des femmes
décider hardiment qu'elles ne nourriront pas leurs enfants. Elles ne se privent guère de dire que c'est là
une besogne astreignante et fatiguante qu'il est inutile de s'imposer, puisqu'avec le lait stérilisé les enfants sont à l'abri de la diarrhée, du choléra infantile,
aussi bien qu'avec le lait de femme. Jusqu'alors, le
sein était resté relativement en honneur, car les femmes
savaient bien que les enfants nourris au sein cou-
raient moins de chances de mourir qu'avec tout autre
mode d'alimentation. Mais aujourd'hui, un enfant
nourri au lait stérilisé ne meurt plus; les journaux et
les statistiques l'affirment tous les jours!

Le public, qui ne va pas au fond des choses, ne
prend pas garde que c'est grâce à une direction éclairée et de tous les instants que le lait, — même stérilisé — ne donne pour ainsi dire plus de mortalité par
diarrhée.

Le lait stérilisé, et les accoucheurs et les médecins
les plus éminents le proclament sans cesse, ne vau-
dra jamais le sein maternel. Il n'est et ne doit être
qu'un pis aller. Quand on ne peut absolument pas
avoir recours au mode d'allaitement le meilleur, il
faut se rabattre sur celui qui est immédiatement au-
dessous du meilleur. Nous voudrions que sur chacune
des bouteilles de lait stérilisé, distribué dans les hôpitaux, crèches, dispensaires, etc., on inscrivît en
lettres très apparentes ces trois mots que M. Dufour
de Fécamp ne cesse de répéter aux mères qui viennent
à la « Goutte de Lait » : « Faute de mieux » (170).

Prospectus de vulgarisation. — On a voulu répandre dans le public les règles les plus élémentaires qui doivent présider à l'hygiène et à l'alimentation des nouveaux-nés. Des œuvres répandent ces feuilles de vulgarisation. Les bouteilles de lait stérilisé sont vendues avec de petites notices. Les mairies, du moins à Paris, remettent au père lorsqu'il vient faire la déclaration de la naissance de son enfant, une petite brochure de vulgarisation. " Les Gouttes de lait ", les dispensaires en font autant. M. Marfan a fait imprimer une petite notice qu'il distribue à la consultation de l'hôpital des Enfants-Malades. Elle contient d'excellents conseils, et nous ne pouvons résister au plaisir de la reproduire ici.

INSTRUCTIONS POUR L'ALLAITEMENT

§ I. *Allaitement par la mère*. — Une mère bien portante peut presque toujours allaiter son enfant. Il n'y a pas pour l'enfant de meilleure nourriture que le lait de sa mère.

Pendant les 2 ou 3 premiers mois, l'enfant doit être mis au sein environ toutes les 2 heures et demie pendant le jour et une fois pendant la nuit; il doit faire 8 repas en 24 heures. Pendant les mois suivants, les tétées doivent être un peu plus éloignées. Après le 6e mois, il faut arriver à mettre l'enfant au sein toutes les 3 heures, et, pendant la nuit, il doit rester 6 heures sans téter; il doit alors faire 7 repas en 24 heures. Quand la mère n'a pas beaucoup de lait, ce qui arrive surtout au début de la nourriture, les tétées de jour doivent être plus rapprochées. Mais il doit toujours s'écouler au moins deux heures entre deux tétées.

Il est très important d'habituer le nourrisson à prendre le sein à intervalles réguliers. On y arrive vite si on résiste à ses cris. Il n'y a pas d'inconvénients à laisser crier l'enfant, quand ses cris sont dûs au caprice ou à la gourmandise; mais on doit s'assurer qu'ils ne sont pas provoqués par la souillure des langes, une piqûre d'épingle, le froid ou le chaud; et si on soupçonne qu'ils sont dûs à un état maladif, il faut faire appel au médecin. En tout cas, c'est une funeste habitude de mettre l'enfant au sein à chaque instant pour calmer ses cris.

Si la mère a beaucoup de lait, elle ne peut donner qu'un seul sein à chaque tétée ; si le lait n'est pas très abondant, elle doit donner les deux seins à chaque tétée. En général, le repas ne doit pas durer plus de quinze minutes.

Quand la mère est faible, fatiguée ou obligée de travailler hors de sa maison, elle peut remplacer une ou plusieurs tétées par un ou plusieurs biberons renfermant du lait de vache préparé suivant les règles indiquées plus loin. Si la mère ne peut pas du tout allaiter, le mieux est de prendre une nourrice et, dans ce cas, on suit, pour le nombre et l'intervalle des tétées, les règles précédentes. Si on ne peut prendre une nourrice, l'enfant sera élevé au biberon.

§ II. *Allaitement au biberon.*—Pour l'allaitement au biberon, on se servira du lait de vache. Autant que possible, il faudra que les bêtes qui fournissent le lait soient nourries seulement avec du fourrage sec.

Le lait doit toujours être, soit stérilisé, soit bouilli.

(a) *Lait stérilisé.* — On peut acheter du lait tout stérilisé, ou bien stériliser le lait soi-même à la maison.

Si on ne peut se procurer du lait trait depuis fort peu de temps (depuis moins de six heures pendant l'hiver, depuis moins de trois heures pendant l'été), ce qui est le cas ordinaire dans les grandes villes, le mieux sera d'acheter dans le commerce du lait déjà stérilisé. Quand on débouche une bouteille de ce lait stérilisé, il faut voir s'il n'est pas gâté. Il faut rejeter toute bouteille renfermant du lait qui est caillé, ou qui a une mauvaise odeur, ou qui a un goût aigre ou amer.

Si on habite au voisinage d'une vacherie, on pourra stériliser le lait soi-même au bain-marie dans un appareil de Soxhlet ou de Gentile, ou dans un appareil du même genre (pour la manière de s'en servir, voir le prospectus délivré avec l'appareil), à la condition expresse de se procurer, *le plus tôt possible après la traite,* la provision de lait nécessaire pour vingt-quatre heures et de faire la stérilisation tout de suite, *sans attendre.*

(b) *Lait bouilli.* — Quand on habite au voisinage d'une vacherie, si on n'a pas d'appareil pour stériliser soi-même, on peut se contenter de faire bouillir le lait, ce qui réussit à deux conditions. La première, c'est de mettre le lait sur le feu aussitôt que possible après la traite. La seconde, c'est de veiller à ce que le lait bouille véritablement. Il ne faut pas croire que le lait bout quand il monte. Le lait monte avant de bouillir.

Il faut avoir soin, pendant le chauffage, de briser la croûte qui se forme à la surface jusqu'à ce que le liquide bouille à gros bouillons; on le laisse bouillir au moins deux minutes. On couvre ensuite le récipient et on conserve le lait dans un endroit très frais. On doit éviter les transvasements inutiles.

(c) *Dilution du lait.* — Pendant les 4 premiers mois, le lait de vache ne doit pas être donné pur; il doit être mélangé d'eau bouillie sucrée; on met d'abord 2 parties de lait bouilli ou stérilisé et 1 partie d'eau bouillie sucrée (1). L'eau qui sert au coupage doit être bouillie et c'est lorsqu'elle bout qu'il faut y faire dissoudre le sucre. Si on emploie du lait bouilli ou du lait stérilisé du commerce, cette eau bouillie sucrée doit être conservée comme il a été dit pour le lait bouilli; on fait le mélange de lait et d'eau sucrée dans le biberon au moment de la tétée. Si on stérilise soimême le lait au bain-marie, on mélangera le lait et l'eau bouillie sucrée avant l'opération; le mélange sera réparti dans les petites bouteilles de l'appareil et ensuite soumis au chauffage au bain-marie. A partir du 5ᵉ mois, si l'enfant est bien portant, on essaiera de donner le lait de vache pur et légèrement sucré.

(d) *Provision et conservation du lait.* — Quand on se sert de lait bouilli, il faut renouveler sa provision tous les jours et ne donner jamais du lait de la veille. Il doit en être de même quand on stérilise le lait

---

(1) L'eau qui sert au coupage doit être sucrée dans la proportion de 10 p. 100 (10 gr. de sucre pour 100 gr. d'eau, 20 gr. de sucre pour 200 gr. d'eau, 30 gr. de sucre pour 300 gr. d'eau, 35 gr. de sucre pour 350 gr. d'eau).

dans le ménage avec l'appareil de Soxhlet ou un appareil similaire. Le lait stérilisé dans l'industrie peut se conserver plusieurs jours; mais lorsqu'une bouteille a été ouverte, le lait qu'elle renferme doit être consommé dans la journée. Quant à l'eau bouillie sucrée qui sert au coupage, il faut la préparer chaque jour; il est même bon de la soumettre dans la journée à une nouvelle ébullition. En aucun cas, il ne faut utiliser le lait qui a pu rester dans un biberon.

(e) *Le biberon et sa propreté.* — Le biberon dans lequel on donne le lait doit se composer d'une fiole graduée (c'est-à-dire portant des raies permettant de mesurer la quantité du liquide qu'elle renferme) et d'une tétine de caoutchouc, sans long tube, et qui puisse se retourner comme un doigt de gant. Après chaque tétée, la fiole doit être nettoyée avec de l'eau bouillie très chaude et la tétine doit être brossée, avec de l'eau très chaude également, à l'intérieur et à l'extérieur. Ni dans la fiole ni dans la tétine, il ne doit rester le moindre grumeau de lait. Une fois par jour, il sera bon de passer à l'eau bouillante la fiole et la tétine.

(f) *Intervalle des repas.* — Pendant les premiers mois, on donne le biberon environ toutes les 2 heures pendant le jour et une fois pendant la nuit, de façon à donner 7 repas en 24 heures. A partir du 6ᵉ mois, on donne le biberon toutes les 3 heures, et, pendant la nuit, on laisse l'enfant au moins six heures sans lui rien donner; il doit faire alors six repas en 24 heures.

(g) *Quantité de lait dilué ou pur par repas.* — Pen-

dant les premières semaines, on met dans chaque biberon environ 40 grammes de lait bouilli ou stérilisé et
20 grammes d'eau bouillie sucrée. Si l'enfant est fort
et bien portant, on augmente un peu ces quantités et
à la fin du 1ᵉʳ mois, on met dans un biberon
60 grammes de lait et 30 grammes d'eau sucrée. On
augmente ces proportions pendant les mois suivants;
à la fin du 3ᵉ mois, on met dans chaque biberon
80 grammes de lait et 40 grammes d'eau sucrée; à la
fin du 4ᵉ mois, on met dans chaque biberon 90 grammes
de lait et 30 grammes d'eau sucrée; à la fin du
5ᵉ mois, si l'enfant est bien portant, on met dans
chaque biberon environ 100 à 120 grammes de lait
pur, légèrement sucré. A partir du 6ᵉ mois, on met
dans chaque biberon de 150 à 175 grammes de lait
pur, légèrement sucré. — Quand le nourrisson est
malade, les quantités de lait et le degré de la dilution
seront modifiés suivant les indications données par le
médecin.

§ III. *Préparation au sevrage (10 à 15 mois).* —
Jusqu'au 9ᵉ ou 10ᵉ mois, on ne doit, sous aucun prétexte, donner à l'enfant aucun autre aliment que le
lait. A partir du 9ᵉ mois, si l'enfant est bien portant,
s'il a au moins deux dents, on peut remplacer une
tétée ou un biberon par une bouillie faite, soit avec
de l'eau et de la farine lactée, soit avec du lait et de la
farine de froment séchée au four (1).

---

(1) Pour préparer cette dernière bouillie, on délaie la farine
avec une petite quantité d'eau froide, de manière à éviter les
grumeaux; puis on jette cette pâte dans le lait bouillant et on
laisse bouillir en remuant pendant 8 à 10 minutes; on ajoute en-

4

De 10 à 12 mois, l'enfant prend une bouillie et cinq tétées (ou cinq biberons avec 150 à 200 grammes de lait pur sucré). — De 12 à 15 mois, l'enfant ne doit plus faire que cinq repas : deux bouillies ou soupes un peu plus abondantes et trois tétées (ou trois timbales avec environ 200 grammes de lait pur sucré). — Après les bouillies, il faut attendre au moins 3 heures avant de mettre l'enfant au sein ou avant de lui donner le biberon.

§ IV. *Sevrage*. — Après le 15ᵉ mois, l'enfant bien portant doit être sevré. Il faut alors l'amener à ne faire que quatre repas par jour (trois bouillies ou soupes et une timbale avec 200 ou 250 grammes de lait). Vers le 18ᵉ mois, toujours si l'enfant est bien portant, on lui donne : 8 h. du matin : bouillie ou soupe au lait ; — midi : un œuf ; un peu de purée de pommes de terre ; un peu de pain ; un quart de timbale d'eau bouillie ; — 4 heures : 200 à 250 grammes de lait ; — 7 heures : bouillie ou soupe au lait (plus tard on la remplace de temps en temps par un potage gras). — Les quantités d'aliments seront augmentées progressivement. On ne doit pas donner de viande avant 2 ans. — Jusqu'à 5 ou 6 ans, les enfants ne doivent

---

suite un peu de sel et une pincée de sucre. — Si l'enfant est constipé, on peut ajouter une parcelle de beurre quand la bouillie est un peu refroidie. - Cette bouillie doit d'abord être très claire. Plus tard on la fait plus épaisse. On en donne, pour commencer, la valeur d'une tasse à café ; plus tard, vers 15 mois, on en donne une assiette à soupe ordinaire. On peut remplacer la farine de froment par de la farine d'orge, ou d'avoine, ou de riz. La farine d'avoine convient quand l'enfant est constipé ; la farine de riz quand il a de la tendance au dérangement d'entrailles.

boire que de l'eau (quand on ne dispose pas de bonne eau de source, l'eau doit être bouillie) et s'abstenir de vin, de bière, de cidre et de toute espèce de boisson fermentées. Après 5 ou 6 ans, on pourra donner de l'eau légèrement rougie avec du vin ordinaire ou additionnée d'une très petite quantité de bière. Il faut interdire aux enfants, même avancés en âge, le café, le thé et les liqueurs.

Juin 1901. Dr MARFAN.

Sans doute ces sages préceptes, pénétrant dans des milieux ignorants, où circulent les préjugés les plus fantastiques, pourraient améliorer la santé des nouveaux-nés.

Nous sommes cependant peu partisan de cette méthode d'enseignement des mères. Nous voyons à son emploi un écueil redoutable. Dans ces quelques lignes qui contiennent le strict minimum indispensable pour élever un enfant né à terme et bien portant, les femmes verront toute la science médicale ; en possession de ce « bréviaire de l'allaitement », elles s'imagineront être à même de diriger la première enfance de leur rejeton, quoi qu'il arrive, et ne consulteront plus le médecin, sinon en désespoir de cause, alors qu'il sera trop tard, souvent, pour qu'on puisse porter remède au mal. Les enfants risquent fort de pâtir de cette demi-science de leurs mères.

Ces prospectus nous rappellent trop ces publications à bon marché qui traitent de l'art de se guérir soi-même, qu'on voit vendre pour quelques sous un peu partout et jusque dans les rues, avec cette différence toutefois — hâtons-nous de le dire — que ces publications ne sont qu'un tissu d'erreurs et de duperies.

Seraient-elles même bien faites qu'elles n'en seraient que plus dangereuses. Chacun aurait la prétention de devenir son propre médecin ou le médecin des siens, au grand détriment de la santé publique.

Nous sommes intimement persuadé que l'alimentation des enfants ne sera jamais si bien dirigée que par le médecin lui-même; il y a nécessité absolue à ce qu'on lui présente l'enfant, car lui seul est à même de savoir ce qu'il faut à l'estomac de l'enfant à tous les instants de sa vie.

Crèches. — Les crèches tiennent une place si grande parmi les institutions destinées à venir en aide aux mères et aux enfants que nous ne pouvons résister au besoin de les étudier un peu longuement.

Nous commencerons par dire, avec un grand nombre de médecins et accoucheurs, que nous sommes fort mal disposé à l'endroit de ces établissements charitables où tant d'enfants tombent malades, et contractent des gastro-entérites dont ils meurent trop souvent.

Non pas cependant que nous en contestions l'utilité: loin de là !

Que de mères, en effet, obligées de travailler hors de chez elles sont heureuses de trouver dans la crèche, un endroit où elles puissent déposer leurs enfants, avant de se rendre à l'atelier, où elles les sauront en sûreté et bien surveillés pendant qu'elles seront au travail, où elles les reprendront, le soir, le travail terminé.

Il suffit de consulter les statistiques de natalité d'une ville industrielle pour se rendre compte immédiatement du nombre considérable d'enfants nés de femmes qui attendent de l'usine ou de la filature, et leur pain quotidien et le lait de leur enfant.

A Lille, par exemple, en 1896, (189) il y a eu 6285 naissances se décomposant ainsi :

1.307 enfants d'ouvrières de filature ou de tissage.
  646   —   —   d'atelier,
3.571   —   —   à domicile,
  761   —   de femmes sans profession.

On se demande sans trouver de solution valable pour tous, ce qu'il adviendrait des enfants des deux premières catégories, et de leur mère, si la crèche n'était pas là. Pour ces 1953 enfants, soit pour le tiers des enfants qui naissent à Lille, la crèche est ou pourrait être nécessaire, car les mères, n'ont pas toujours des parents à qui confier leurs enfants pendant qu'elles sont à l'atelier.

Nous serions donc mal fondés à demander la suppression des crèches. Telle n'a jamais été notre pensée, car nous reconnaissons avec tous, leur absolue nécessité.

Qu'on nous permette, cependant, de dire que nous comprenons ces établissements de toute autre façon qu'on ne les comprend généralement, et d'expliquer notre opinion.

Actuellement, dans le public, on considère la crèche comme une espèce de vestiaire où la mère, avant d'entrer en atelier, se débarrasse non de son vêtement mais de son enfant. Dès lors, l'enfant devient, si l'on peut parler ainsi, l'enfant de la crèche, qui se charge — gratuitement ou non — de son alimentation et de son entretien jusqu'à ce que sa mère vienne le reprendre.

Voyons donc comment la crèche est préparée pour recevoir et nourrir tout ce petit monde.

L'alimentation dans l'immense majorité des crèches laisse tout à fait à désirer. Le lait qu'on emploie dans les trois quart des crèches au moins n'est pas du lait stérilisé. Pour elles — et cette constatation n'est pas faite pour nous réjouir — la campagne formidable menée en faveur du lait stérilisé est restée sans le moindre effet. Le lait vient de chez le premier laitier venu ; on se contente de le faire bouillir. Sans discuter ici la question de savoir si l'ébullition rend le lait propre à l'alimentation, voyons comment on pratique l'ébullition du lait. Le lait, placé dans des récipients appropriés, est mis sur le feu : quand il atteint une certaine température, il « monte » suivant l'expression courante ; on le retire du feu et on le laisse refroidir : voilà le lait bouilli qu'on donne aux enfants.

Nous étonnerions certainement bien des gens, même parmi les plus intelligents et les plus instruits, si nous leur disions qu'un tel lait n'est pas du lait bouilli ; que le lait « monte » en effet, entre 75° et 85° centigrades. Pour arriver à faire bouillir du lait,

il faut le faire « monter » plusieurs fois ; on retire
chaque fois la panne qui le recouvre et, ce n'est qu'au
bout de trois ou quatre opérations successives que le
lait cesse de monter et se met à bouillir à gros bouillons.

Or, nous savons tous, que la température de 75°,
même celle de 85°, est insuffisante à tuer la plupart
des microbes pathogènes.

Donc, premier point : le lait employé n'est pas du
lait stérilisé ; il n'est même pas du lait bouilli.

Quoi qu'il en soit, on le laisse refroidir dans de
grandes jattes, d'où l'on extrait, le moment du repas
des enfants venu, la quantité de lait nécessaire. Les
biberons sont simplement passés à l'eau froide, —
heureux encore quand on les lave ! — puis on les emplit. Une berceuse aux mains forcément sales, applique la tétine sur le goulot ; l'enfant n'a plus maintenant qu'à boire. Il n'a plus qu'à boire, il est vrai,
avec une tétine sale, un lait sale, contenu dans un
biberon septique.

Dans les rares crèches où l'on se sert de lait stérilisé, nombreuses sont les fautes commises qui dé-
truisent en partie les avantages qu'on est en droit
d'attendre de l'emploi du lait stérilisé.

Le lait stérilisé sur place est employé, que nous sachions dans quelques crèches seulement : à la crèche
du Dr Gauchas (1) (188), à la crèche Hippolyte Noiret, à

---

(1) Le Dr Gauchas, qui a su faire de la crèche de la rue Gauthey
le type de la crèche parfaite, a publié dans la *Revue d'hygiène et
de police sanitaire* (20 février 1897), une remarquable étude critique sur les crèches. Nous ferons à cet article de nombreux em-
prunts.

Rethel (152) par exemple. Celui qu'on emploie le plus souvent, est le lait stérilisé industriellement.

Ici encore, le lait stérilisé de l'industrie ne peut donner toutes les garanties désirables ; il y est délivré en effet le plus souvent tous les 5 ou 8 jours seulement, en flacons d'un litre ou d'un demi-litre qu'il est nécessaire de fractionner en petites quantités pour les repas des enfants. On conçoit aisément que ces tranvasements, indépendamment de la souillure des biberons, sont tout à fait propres à contaminer un lait que nous supposons parfaitement stérile au moment où les flacons sont débouchés.

D'ailleurs, voici comment on procède : Pour faire tiédir le lait, on vide les bouteilles stériles dans un récipient qu'on place sur le feu. Puis quand le lait à atteint la température voulue, pour remplir les biberons, ou bien on le verse directement dans le biberon — procédé vraiment peu pratique et pénible quand on doit prélever sur une quantité de 10 ou 20 litres de lait contenu dans un récipient unique de 60 à 200 grammes de lait par biberon, — ou mieux, on se sert d'une louche, appendue à un clou, près du feu, et appuyée naturellement contre le mur. Inutile d'insister sur les raisons multiples pour lesquelles cet instrument est fatalement souillé. Voilà donc un lait absolument stérile quand il est en grand flacons, et qui ne l'est plus, à beaucoup près, quand on le donne aux enfants. Mais, dira-t-on, le fait n'a peut-être pas une importance très grande, car le lait est consommé immédiatement, et les microbes qu'il contient n'ont guère le temps de pulluler. L'objection serait à considérer s'il en était ainsi, mais le temps est parfois considérable, qui s'écoule entre le moment où le lait sort du flacon stérilisé et le moment où il est bu.

Dans une crèche où il y a 20 enfants et souvent plus — par conséquent plus d'une centaine de repas par jour — où les enfants ne boivent pas tous à la même heure, on ne peut faire tiédir isolément le lait de chaque enfant.

La provision de lait nécessaire pour la journée est souvent mise à tiédir en entier dès le matin; ainsi toute la journée ce lait reste exposé aux souillures de toute espèce, à une température idéale pour le développement des microbes, et l'on sait avec quelle rapidité sans cesse croissante les microbes se développent dans le lait. — Un lait qui renferme 30 000 bactéries à la fin de la première heure, à 25°, en contient plus d'un million à la fin de la troisième.

Voilà comment on emploie le lait stérilisé dans les rares crèches où l'on s'imagine se conformer aux découvertes de la science.

Nous nous abstiendrons d'insister sur le nombre des tétées, le temps qui sépare deux tétées consécutives, les quantités de lait données à chaque tétée : tout cela est des plus fantaisiste.

La conséquence logique de cette façon de faire est que, dans les crèches, les accidents gastro-intestinaux sont extrêmement fréquents.

Et c'est à la crèche, précisément, qu'on devrait pratiquer l'allaitement artificiel avec les soins les plus minutieux ! A la crèche, en effet, on a à lutter contre

les effets de la suralimentation, pratiquée habituellement par les mères en dehors de la crèche. Ces
pauvres enfants ont une hérédité lamentable : tous
sont logés, chez eux, au moins médiocrement, ; ils
sont pour la plupart sevrés de bonne heure, et tous
nourris d'une façon défectueuse. Ce sont des dyspeptiques, et pis encore, des dyspeptiques chroniques,
pour lesquels il faudrait redoubler d'attention et de
soins. On ne peut pas se permettre la moindre faute
d'hygiène alimentaire chez des enfants dont le tube
digestif est si délicat, c'est-à-dire si malade, sans s'exposer à avoir des désastres.

Les accidents gastro-intestinaux sont si fréquents à
la crèche qu'on a perdu rapidement l'habitude de s'en
étonner. Quand le personnel d'une crèche entend si
mal l'alimentation et l'hygiène des enfants qui lui
sont confiés, comment pourrait-il se montrer sévère
envers les parents le lundi, par exemple, quand ils ra-
mènent, malade, l'enfant qu'ils ont gardé 36 heures
avec eux.

Mme Brès, dans sa crèche, renvoie impitoyablement
tout enfant qui présente des troubles digestifs par la
faute de ses parents ! Est-ce possible dans ces crèches !
Évidemment non. Et cela est impossible pour une
autre raison : la directrice tient avant tout au bon
renom de sa crèche. Gourmander les mères, c'est les
mécontenter, c'est s'exposer à voir les mères retirer
leurs enfants et se plaindre de la crèche dans leur
entourage. Aussi la directrice préfère-t-elle laisser
les choses aller leur petit train habituel ; les enfants continueront à avoir de la diarrhée, comme par

le passé, pourvu que la crèche ne fasse pas parler d'elle ! Sont-ce donc les mères et l'opinion publique qui dirigent les crèches ?

« L'extrême indulgence que l'on a dans presque toutes les crèches écrit le Dʳ Gauchas pour les fautes d'hygiène alimentaire commises par les parents au grand dommage de leurs bébés est plus qu'une faiblesse, c'est une indifférence coupable, une complicit inconsciente, dont l'enfant est la vraie victime ».

Nous nous associons pleinement à cette façon de voir de l'éminent médecin qui dirige l'admirable crèche de la rue Jean-Gauthey.

Tous ces faits sont connus, heureusement, grâce aux rapports médicaux fournis sur le fonctionnement de certaines crèches ; nous disons avec intention de certaines crèches, car beaucoup de crèches n'ont pas de médecin ! « Si l'on s'en tenait aux renseignements que l'on recueille habituellement dans les crèches, les troubles digestifs seraient chose inconnue : « Des diarrhées ! !... mais nous n'en voyons jamais ! » — « Cependant, le lundi matin, le lendemain de fêtes, vous avez bien quelques bébés indisposés ? » — « Oui, c'est vrai, quelques bébés ont ces jours-là des indigestions, un peu de diarrhée, mais nous les guérissons bien vite !

« Et de même dans la crèche voisine... Mais j'engage le visiteur à ne pas interroger trop longuement les berceuses, à ne pas examiner de trop près les couches de ces bébés pâlots, à gros ventre, que l'on voit dans quelques berceaux. Qu'il se borne à l'impression d'ensemble si favorable que donne la saine disposition, le remarquable confort que l'on trouve dans les crèches de création récente. »

Quel personnel subalterne a-t-on dans les crèches ? Dans les crèches les mieux tenues, il n'y a qu'une berceuse pour soigner 6 enfants, d'après le règlement élaboré par Napias. Or, il est-il possible à une femme, fut-elle très intelligente et très dévouée, de prodiguer ses soins à 6 nourrissons en même temps ? Il faut stériliser les tétines et les biberons, remplir les bouteilles de lait, faire boire les enfants tous les 2 ou 3 heures régulièrement, et chacun pendant 10 minutes environ. Il est nécessaire de changer les enfants souillés par les déjections, de les baigner à tour de rôle, de les distraire, de les promener au besoin pour apaiser leurs cris dans l'intervalle des tétées.

Peut-on, en conscience, attendre un pareil travail d'une seule berceuse, peu instruite et mal rémunérée. Un nouveau-né, qu'on ne l'oublie pas, absorbe entièrement l'activité de sa mère, et l'on demande à une femme mercenaire d'élever à la fois 6 nourrissons qui lui sont étrangers !... Le mot impossible est quelquefois français.

Les berceuses sont généralement des femmes d'une intelligence très rudimentaire. On conçoit qu'il faut bien qu'il en soit ainsi pour trouver des femmes qui consentent à faire une besogne vraiment assujettissante, et souvent répugnante, qu'une mère seule peut trouver plaisir à remplir.

Qui donc a formé ces femmes avant de leur confier 6 bébés à conduire ? Personne. Le savoir de ces femmes se réduit à la science de commères dont nous avons parlé dans un précédent chapitre. Voilà entre quelles mains, à la crèche, les mères déposent leurs enfants !

Enfants sains et enfants atteints de troubles digestifs sont couchés dans la même salle, dans des berceaux contigus ; ils sont soignés par le même personnel, et changés par les mêmes mains. Qu'on s'étonne, après cela des cas de contagion signalés dans presque tous les rapports médicaux ! Ne pourrait-on isoler dans des pièces différentes et les confier à un personnel distinct, les enfants atteints de diarrhée ? Qu'on n'objecte pas que cela nécessiterait un emplacement plus grand, un personnel plus nombreux, et partant des frais plus considérables. Il n'est, ni difficile, ni très coûteux, de diviser en deux, par une simple cloison, l'unique salle de la crèche, et de mettre les enfants bien portants d'un côté de la cloison et les malades de l'autre. Le personnel sera divisé également en personnel septique, et personnel non contaminé. Pourquoi ne pas appliquer aux crèches une mesure préventive mise en pratique dans les services de chirurgie pour le plus grand bien des opérés? Sans parler des avantages qu'y trouverait la santé déjà suffisamment exposée des petits, quelle économie de temps, de peine..... et de linge !

Puisque nous parlons de contamination, nous ne nous ferons pas faute, — et avec raison personne n'y contredira — d'accuser la crèche d'être un danger permanent pour les petits enfants qui y contractent les maladies contagieuses. — Dans les agglomérations urbaines, les crèches sont toujours visitées, de temps à autre par des épidémies. Contre toutes cependant on pourrait se défendre et défendre les enfants, à l'exception de la rougeole, peut-être.

Lorsque nous étions aux Enfants-Malades, à la salle des Douteux, confiée à la douce et savante direction du Dr Moizard, nous n'avons jamais constaté un seul cas de contagion d'un lit à l'autre, et cependant nous avons vu passer dans cette salle 1 000 à 1 200 petits malades, et cependant nous avons vu dans cette salle toutes les fièvres éruptives et maladies contagieuses qui sévissent sur l'enfance. Pourquoi ne reproduirait-on pas pour chaque crèche, en petit, ce qui existe aux Enfants-Malades? Il suffirait d'avoir 3 ou 4 berceaux groupés dans un coin de la salle, séparés de la salle et séparés entre eux par des cloisons en verre (afin de faciliter la surveillance); inutile même que ces cloisons descendent jusqu'au sol ou s'élèvent jusqu'au plafond. Elles s'arrêteraient à 10 centimètres du sol et auraient 2 mètres de hauteur.

Dans chaque box, sur une chaise, à l'entrée, une blouse resterait en permanence, que revêtirait la berceuse avant de s'occuper du petit contaminé.

Elle quitterait la blouse avant de sortir du box et la replacerait sur la chaise. Ensuite, et avant de toucher quoi que ce soit, elle se passerait les mains dans une solution antiseptique quelconque, (sublimé au 1/1000e, formol, oxycyanure de mercure par exemple), ce qui ne l'empêcherait d'ailleurs pas de se laver les mains ensuite.

Grâce à cette manière de faire, fort simple, on évi-
terait radicalement toute chance d'infection aux enfants de la crèche, exception faite peut-être pour la
rougeole, qui a pu filtrer, malgré tout, deux ou trois
fois (en 4 ans) aux Enfants-Malades ; l'enfant contagieux serait ainsi isolé soigneusement de tous les
autres, en attendant que la mère soit avisée de n'avoir
à ramener son enfant que lorsque tout danger de
contagion aurait disparu.

Mais cette amélioration est trop simple et trop peu
coûteuse, pour qu'on l'adopte jamais dans les crèches.
On préférera continuer à édifier des bâtiments spa-
cieux, bien décorés, où les enfants continueront à
mourir comme par le passé. Ainsi est faite l'humaine
nature !

Le service d'inspection médicale des crèche ests
absolument insuffisant... quand il existe. La plupart
du temps, plusieurs médecins sont inscrits sur un
tableau, et ils donnent leurs soins aux enfants de la
crèche, une ou deux fois par semaine, à tour de rôle.

Or, tous les médecins n'ont pas la même manière de
faire ; il est évident que si l'inspection de la crèche était confiée à un seul médecin, il aurait infiniment
plus d'autorité, plus de responsabilité et se désinté-
resserait moins d'un service qu'il ne fait que de temps
à autre. Aucun de ces médecins ne se considère comme
en titre ; ils sont là comme par intérim.

Et quels résultats peut-on attendre d'une visite
hebdomadaire, et même bi-hebdomadaire ?...

« Je suis d'accord, écrit le Dr Variot (214) avec mon
ami le Dr Gauchas, pour considérer la crèche comme

un service hospitalier qui a besoin de recevoir une visite quotidienne. Il est bien rare que sur 3o ou 4o enfants composant la population d'une crèche, l'un d'entre eux n'ait pas besoin un jour ou l'autre d'un avis de médecin. »

Nous avons été heureux de trouver écrite par la plume d'un médecin d'enfant d'une autorité indiscutée, la confirmation d'une opinion qui s'impose à notre esprit comme l'évidence même.

Telles qu'elles existent, les crèches rendent sans doute à la société quelques services, mais ces services sont plus apparents que réels. Sans doute elles soulagent les mères qui se déchargent en grande partie de leur maternité, mais les enfants n'y trouvent pas leur compte. Que d'enfants, pour avoir passé 24 heures seulement dans une crèche, y contractent le germe de la maladie dont ils mourront; c'est un fait banal pour qui s'occupe de jeunes enfants.

La mère, sans doute, est intéressante, encore qu'il n'en soit pas toujours ainsi, mais l'enfant ne l'est pas moins : on l'oublie vraiment un peu trop !

Voilà quelques-unes des raisons — et elles sont suffisantes — pour lesquelles notre admiration pour les crèches n'est pas positivement enthousiaste.

Tous ces graves défauts, heureusement, ne sont pas inhérents aux crèches elles-mêmes; ils appartiennent à leur plan, à leur organisation, à leur direction et à leur fonctionnement.

Nous voudrions un remaniement complet dans leur organisation et des modifications profondes dans leur fonctionnement.

Et tout d'abord, nous rejetons ce système de grandes crèches, où les enfants sont entassés au nombre de 40 à 60, comme cela se voit surtout à Paris. Moins on rassemblera d'enfants, moins grandes seront les chances de contagion. Qu'on compte 15 à 20 enfants dans une crèche, cela est bien suffisant. Il faut donc, à notre avis, fragmenter les crèches.

L'alimentation, nous croyons l'avoir démontré, est conduite d'une façon absolument déplorable ; qu'on y remédie au plus vite. Mais pour y parvenir, un médecin compétent et dévoué ne peut suffire.

« La charité et le dévouement, a écrit le Dʳ Napias, ne sont pas suffisants. Il faut pour une pareille œuvre une compétence spéciale que ne possède nullement le personnel que l'on emploie actuellement dans les crèches. » (310).

Et cette compétence spéciale doit être à la fois théorique et pratique. « Le médecin, dit le Dʳ Gauchas, n'est pas là à toute heure, aussi le personnel, tout en se conformant à ses instructions, doit-il savoir apporter au régime des modifications suivant les circonstances qui se présentent, suivant les indications qui varient d'un jour à l'autre, et même on peut dire d'une heure à l'autre, quand il s'agit de nouveau-nés. Tel enfant a besoin d'être poussé, tel autre d'être retenu ; chez celui-là on respectera le sommeil, chez celui-ci, affaibli et somnolent, on devra insister sur la régularité des tétées. Survient-il un vomissement ou de la diarrhée, il faut éloigner les repas, ou même mettre l'enfant à la diète, petits moyens qui suffisent à eux seuls pour remédier à de légers accidents. Tout cela est fort difficile dans la pratique et demande de longs mois d'expérience. »

Les prospectus de vulgarisation sont-ils capables de donner aux mères cette expérience ?

Il faudrait également, et avant tout, une directrice intelligente, et surtout éclairée. Le lundi ou les lendemains de fêtes, quand les mères rapportent leurs enfants malades, elle serait là pour leur faire voir la faute commise, pour leur expliquer la raison de cette diarrhée. Que de conseils salutaires elle pourrait donner à ces mères, souvent difficiles à conduire, et qui, beaucoup plus prêtes à écouter un conseil de femme que la voix du médecin, se laisseraient peut-être convaincre par la directrice !

La directrice, bien pénétrée de l'importance d'une direction scrupuleuse, et pour ainsi dire militaire des enfants, serait plus à même de surveiller ses berceuses, et tout irait beaucoup mieux dans la crèche. La crèche, cette fois, ferait parler d'elle : ce serait la récompense d'un dévouement éclairé.

Sans qu'il soit besoin pour cela de créer des écoles spéciales où les femmes désireuses de devenir berceuses de crèches pourraient apprendre la théorie qu'elles auront à appliquer, on peut arriver aisément à avoir un personnel bien stylé. Les médecins des crèches sont tout indiqués pour instruire leurs berceuses. Qu'ils imitent l'exemple et le dévouement du Dr Gauchas.

« J'ai dû faire, en conséquence, l'éducation de mon personnel. Indépendamment des petites leçons données deux fois par semaine aux berceaux des enfants, je fais une série de conférences théoriques où j'expose le plus clairement et le plus simplement possible toutes les notions relatives à l'hygiène infantile et à l'hygiène spéciale des crèches.

« Les résultats ont été tout à fait satisfaisants, et se sont fait sentir, relativement à la tenue de la crèche, plus vite que je n'avais osé l'espérer. »

Mais pour en arriver là, il faut de toute nécessité que le rôle du médecin soit prépondérant à la crèche.

« C'est aux médecins, écrivait le Dr Napias, qu'il appartient de faire partout entendre la voix de la vérité, dussent-ils froisser d'abord un peu le sentiment des fondateurs, des dames patronnesses, des directrices qui s'imaginent aisément que la crèche est à l'abri de toute critique. »

Combien de médecins peuvent le faire dans les crèches?

« Les médecins, écrit encore le Dr Gauchas, diraient-ils bien haut la vérité, ne pourront combattre le mal : cela n'est pas en leur pouvoir. A part quelques heureuses exceptions, ils n'ont pas, dans les crèches, l'autorité nécessaire, leur rôle est très effacé. On leur impose un personnel quelconque sur lequel ils n'ont qu'une action purement morale. S'ils voulaient remonter le courant des habitudes prises, imposer quelques mesures nouvelles, ils se créeraient, pour la plupart, des difficultés et des ennuis sans nom. Aussi, trop souvent se désintéressent-ils d'une œuvre où ils sentent bien que leur influence a si peu de poids ! Cet état de choses est extrêmement regrettable et appelle une prompte réforme. C'est une des

causes qui fait que beaucoup de crèches se traînent
et se traîneront longtemps encore dans les anciens
errements. »

Que le lait stérilisé soit seul employé dans les
crèches; qu'on isole les malades des enfants bien portants et que le médecin visite la crèche chaque jour,
et nous verrons les troubles digestifs diminuer rapidement chez les enfants confiés à la crèche. (Nous
n'écrivons pas «disparaître,» car nous n'empêcherons
jamais les mères de défaire pendant la soirée, les di-
manches et jours de fêtes, tout ce qui aura été fait à
la crèche pendant la journée, c'est-à-dire pendant le
temps où l'enfant est soustrait aux influences néfastes).
Alors, — et alors seulement, — on aura le droit
de se montrer sévère. Chaque faute devra être
expliquée, chaque absence excusée, et si la mère,
malgré des observations répétées. retombe dans les
mêmes errements. l'enfant sera renvoyé.

Les crèches ainsi transformées, rendront aux
enfants cette fois. en même temps qu'aux mères, les
plus grands services, et l'on ne sera plus en droit de
formuler sur elles un jugement aussi sévère. et malheureusement aussi brutalement vrai : « Les crèches
sont des pépinières d'enfants atrophiques. » (Variot.
423).

Pouponnières. — Après les crèches, nous devons
étudier les Pouponnières, de création beaucoup plus
récente, mais qui s'en rapprochent par plus d'un
point.

Il est toutefois une différence assez marquée
entre ces deux organisations : la crèche facilite aux

mères travaillant en dehors de leur domicile la garde
et l'allaitement de leurs enfants — encore que l'allaitement mixte soit la très grande exception pour
les enfants confiés aux crèches: la Pouponnière
accepte également les enfants des femmes obligées de
travailler hors de chez elles, mais elle est surtout
réservée aux enfants des mères qui n'ont pas de
domicile particulier. (Telle est la condition de la plupart des domestiques). Elle vise à épargner à ces
femmes l'envoi de leurs enfants en nourrice.

Que ces organisations n'existent pas, et ces femmes,
dont la position est peu compatible avec le mariage,
seront amenées pour la plupart à renoncer aux devoirs d'épouses et de mères.

La Pouponnière permet à un certain nombre de
femmes de ne pas se séparer de leur enfant, en se
plaçant avec lui comme nourrices à la Pouponnière.
Ces femmes sont, en grand nombre, des filles-mères :
or, comme le dit avec raison M. Strauss (394) « les
filles-mères jouent un rôle assez important dans
l'apport des naissances pour qu'on s'ingénie de toutes
les manières, à leur venir en aide, soit par les secours d'allaitement qui leur permettent d'être les
nourrices payées de leurs enfants, soit par leur
utilisation comme nourrices mercenaires rétri-
buées. »

Aux Pouponnières, nous pourrions adresser un
grand nombre de critiques touchant la provenance et
la distribution du lait, la rudimentaire ou nulle éducation « professionnelle » des nourrices, les dangers
de contagion et d'épidémies : Sur ces reproches que

nous avons adressés longuement aux crèches, nous ne reviendrons pas ici.

Il est, par contre, un gros reproche à faire aux Pouponnières, c'est la cherté de leur entretien. « La création et la mise en marche de tels établissements, écrivait le Dr Millet (302), qui fonda le Pouponnat de Crépy-en-Valois, est ruineuse pour celui qui l'entreprend de ses seules ressources. Combien nos débuts ont été difficiles et coûteux, nous ne saurions l'exprimer ».

Le Pouponnat de Crépy-en-Valois a cessé de fonctionner; nul doute que les excessives dépenses que nécessitaient son entretien n'aient décidé son directeur à renoncer à l'œuvre admirable qu'il avait entreprise et si bien dirigée pendant 18 mois.

La Pouponnière de Poissy, a sombré pour le même motif, et nombre de ces organisations « battent de l'aile » pour la même raison.

Nous pensons qu'il serait plus avantageux pour l'enfant et pour la mère, et moins coûteux aussi, — ce qui permettrait de secourir plus de mères nécessiteuses — de donner des secours pécuniaires suffisants aux femmes désireuses de garder leur enfant avec elle.

Voici ce qu'écrit d'ailleurs le Dr Magniaux; son opinion est exprimée dans les mêmes termes : « Ce qu'il faudrait aux femmes qui ne peuvent allaiter parce qu'elles doivent travailler, ou sont insuffisamment nourries, c'est un léger secours pécuniaire, leur permettant de ne pas travailler au dehors pendant les premiers mois de l'allaitement, et de s'accorder une alimentation plus substantielle.

« Je souhaite de toutes mes forces, qu'au lieu de construire des crèches et des Pouponnières, les associations charitables comprennent qu'elles dépenseraient beaucoup moins, et rendraient un service plus efficace, en aidant par des secours pécuniaires les mères pauvres à allaiter leur enfant chez elle » (273).

Le P⁻ Pinard, dans une séance à l'Académie de Médecine, exprimait la même pensée : « La réunion des enfants dans un même établissement, disait-il, est toujours une faute. En dépensant beaucoup, on peut, peut-être, remédier partiellement aux inconvénients de l'agglomération, mais alors la dépense annuelle s'élève à 1500 fr. par enfant et par an. Avec la moitié de cette somme, on permettrait à n'importe quelle femme ou fille-mère d'élever son enfant chez elle. La société doit aider la mère à remplir son devoir en allaitant son enfant ».

Crèches d'Usine. — Nous avons exprimé dans le chapitre précédent, à la suite d'éminents praticiens, l'opinion sévère que nous nous sommes formée sur les crèches, telles qu'elles fonctionnent actuellement. Tout différent est notre jugement sur des organisations qui portent le même nom, mais dont l'esprit et le but sont tout autres. Voici en quoi consistent les Crèches d'usine. Des industriels qui occupent un certain nombre de femmes, ont installé, à l'intérieur, ou à proximité de leur usine, une crèche exclusivement réservée aux enfants de leurs ouvrières. C'est une véritable crèche « individuelle ». Les enfants sont pour la plupart élevés au sein par leur mère qui toutes les deux ou trois heures, suivant l'âge de leurs enfants, quittent l'atelier pour aller leur donner le sein. Cette création, éminemment philanthropique. est d'une utilité et d'une efficacité qui saute aux yeux. Chacun y trouve son compte, et la mère qui peut travailler et gagner sa vie, et l'enfant, dont les droits « inaliénables » qu'il a au sein de sa mère sont respectés. L'industriel seul. se trouve légèrement lésé, du fait du temps perdu dans les allées et venues de l'ouvrière pendant la durée des tétées. (Cela représente une heure et demie à peu près par jour).

Ce genre de crèche est une des plus belles institutions que l'on puisse rêver. Aussi le Dʳ Bauzon (18) exprime-t-il ce vœu :

« Les industriels qui occupent un certain nombre de femmes pourraient être encouragés, sinon obligés d'annexer à leurs usines, une crèche, s'ils veulent occuper des femmes ayant accouché depuis moins de sept mois ».

Pour être efficaces, ces crèches doivent être situées à l'intérieur de l'usine, si l'espace ou l'hygiène le permet, ou bien, faute de mieux, à proximité de l'atelier.

L'éloignement, même minime de la crèche, l'empêcherait de remplir les services qu'on pourrait en attendre.

C'est ce que dit avec raison le Dʳ Bauzon : « Il est un fait d'observation que toute crèche qui n'est pas installée au centre ou au voisinage immédiat de l'atelier, que toute crèche qui, dans ces conditions, reçoit des enfants trop jeunes, favorise et détermine souvent un sevrage prématuré. Ainsi sur 14 enfants de moins d'un an, présentés pendant le mois de mai 1897 à la crèche de la rue des Minimes, à Châlon-sur-Saône, un seul est allaité par sa mère, et l'allaitement n'a lieu qu'une seule fois par jour ». Une telle crèche cesse alors d'être une Crèche d'usine, pour devenir une crèche banale, et nous ne pouvons en approuver complètement le fonctionnement et les résultats.

Les Crèches d'usine, véritables crèches d'allaitement maternel, ne devraient admettre que des enfants allaités par des mères obligées de travailler hors de chez elle.

Les Crèches d'usine sont malheureusement peu nombreuses. Cependant, dans l'Est, dans les départements qui avoisinent la chaîne des Vosges, on en compte déjà un certain nombre, et qui fonctionnent merveilleusement. Cette admirable population vosgienne a donné à la France et au monde civilisé, un exemple de charité et de philanthropie qui fera école, nous en sommes persuadé : tel est du moins le vœu que nous formons sincèrement.

Crèches de sevrage et garderies. — Habilement dirigées les Crèches de sevrage rendraient les plus grands services. L'époque du sevrage est une époque critique pour le jeune enfant, et qui décide de son existence immédiatement, ou du bon ou du mauvais fonctionnement du tube gastro-intestinal pour plus tard.

Cette susceptibilité du tube gastro-intestinal tient à ce qu'il est inachevé à la naissance; les sécrétions glandulaires ne sont pas encore complètement installées, si bien que le plus petit écart de régime rend la digestion et l'assimilation vicieuses, et provoquent l'apparition de la gastro-entérite. Sur la signification de ce terme de gastro-entérite, nous ne nous sommes pas encore expliqué. L'association des deux mots qui le composent est commandée par la remarquable « solidarité de l'estomac et de l'intestin dans la soufffrance », car la digestion commencée d'une manière anormale dans l'estomac se poursuit dans l'intestin d'une manière non moins vicieuse. « Pendant les deux premières années de la vie, on ne peut séparer l'estomac de l'intestin ; s'il y a parfois des colites isolées, il n'y a guère de gastrite sans entérite. S'il est vrai qu'il y a des formes de gastro-entérite, à prédominance des phénomènes gastriques et d'autres à prédominance des phénomènes intestinaux, exception faite de certaines formes de colite, il s'agit presque toujours d'un processus généralisé à l'estomac et à l'intestin, il s'agit de gastro-entérite. » (282)

Qui ne sait les dangers du sevrage pratiqué par des mères inexpérimentées, dans les crèches, et la morbidité si fréquente — et la mortalité aussi — des nourrissons à cette époque. Les crèches de sevrage mettraient les enfants, en grande partie du moins, à l'abri des fautes alimentaires.

Sevrés et déjà grands, surtout s'ils commencent à marcher, les enfants seraient confiés à une « Garderie », — crèche également, — mais crèche pour enfants déjà élevés et non plus pour nouveau-nés. A la Garderie on s'occuperait encore de l'alimentation. — Cette institution empêcherait les fautes de régime auxquelles les enfants sont tellement exposés à cet âge où, parce qu'ils commencent à marcher, on cesse dans le peuple de les considérer comme de tous jeunes enfants. — Trop nombreuses sont les familles où l'on ne songe guère à s'étonner de ce que l'enfant, à un an, prend sa part du repas commun. A la Garderie, au moins, où le lait continuerait de faire le fond de l'alimentation, on contrebalancerait et l'on réparerait, dans la mesure du possible, les désordres occasionnés par le repas du soir.

Assistance Publique. — Hospices pour enfants abandonnés. — Nous ne ferons que mentionner — afin de ne pas encourir le reproche d'avoir commis un gros oubli — les Hospices qu'ouvre à l'enfance abandonnée l'Assistance publique. Ces institutions sont de première nécessité si l'on songe à l'extrême détresse dans laquelle se trouvent beaucoup de mères et de foyers.

Nous ne pouvons résister au besoin de citer un passage de Lagneau, que nous avons pris dans la belle étude statistique qu'il a faite des enfants, qui, dans l'état social actuel, se trouvent privés de soins maternels : (229).

« Etroitesse des logements ouvriers des villes (immigration progressive des campagnes vers les villes) situation sociale et professions de ces immigrés, font que beaucoup de mères se trouvent obligées de se séparer de leurs enfants, de les envoyer en nourrice et souvent même de les abandonner à l'Assistance publique.

Les mères délaissées par leurs maris ou leurs amants, vu l'insuffisance de leurs salaires, trop souvent tombent dans la misère, et sont amenées à abandonner ainsi leurs enfants à la charité publique. Ainsi que le fait remarquer M. Thulié, (rapport sur le rétablissement des tours, 1878) « ce sont les mères qui voudraient conserver leur enfant, malgré leur absolue misère, qui ont apporté au Bureau des abandons, des petits malheureux dont la santé était déjà ruinée par le défaut d'alimentation et l'absence de soins. L'absence de toute ressource fait de ces mères misérables des nourrices sans lait, sans linge pour couvrir l'enfant, sans feu pour le réchauffer... L'enfant ne se relève pas de ces quelques jours de misère profonde; il est apporté à l'hospice mourant, presque toujours il meurt. »

Ce n'est pas le lieu, ici, de chercher les raisons de semblables malheurs; qu'il nous soit permis cependant de reproduire l'amère et judicieuse réflexion dont Lagneau fait suivre la navrante narration de Thulié : « Cet abandon des enfants à l'Assistance publique semble tenir pour une large part à l'insuffisance de la protection légale de la jeune fille. Les nombreuses oppositions stipulées dans le code civil protègent la jeune fille mineure contre le mariage irréfléchi, alors que les codes civil et pénal la laissent autant dire sans protection efficace contre la séduction et le détournement. »

L'Assistance publique, en recueillant les enfants abandonnés, ne peut remplacer, malheureusement, les mères de ces petits infortunés. Aussi leur mortatalité est-elle effroyable : il en meurt plus de 5o o/o.

Loi Roussel. — La loi sur la protection des enfants du Premier-Age a été faite en vue de venir en aide aux mères obligées, par suite des nécessités de la vie, de se séparer de leurs enfants, et de confier leur élevage à des mains mercenaires. Se défiant, avec raison, de la conscience qu'apportaient les nourrices et les gardes dans cette besogne importante, et convaincue par des exemples innombrables que sa défiance n'était hélas ! que trop justifiée. la Chambre, sur la proposition d'un éminent philanthrope, Th. Roussel, vota le 23 décembre 1874, une loi qui porte aujourd'hui — et ce n'est que justice — le nom de l'homme de bien qui en a défendu le projet.

Cette loi, depuis, a subi un certain nombre de modifications dont les plus importantes furent votées le 24 juillet 1889.

Nous reproduisons ci-dessous le texte de cette loi.

Article Premier. — Tout enfant âgé de moins de deux ans, qui est placé, moyennant salaire, en nourrice, en sevrage ou en garde hors du domaine de ses parents, devient, par ce fait, l'objet d'une surveillance de l'autorité publique, ayant pour but de protéger sa vie et sa santé.

Art. 2. — La surveillance instituée par la présente loi est confiée dans le département de la Seine, au préfet de police, et dans les autres départements aux préfets. Ces fonctionnaires sont assistés d'un comité, ayant pour mission d'étudier et de proposer les mesures à prendre, et composés comme suit : Deux membres du Conseil général désignés par ce Conseil :

dans le département de la Seine, le directeur de l'Assistance publique et dans les autres départements l'inspecteur du service des enfants assistés : six autres membres nommés par le préfet, dont un pris parmi les médecins membres du conseil départemental d'hygiène publique, et trois parmi les administrateurs des Sociétés légalement reconnues qui s'occupent de l'enfance, notamment des Sociétés protectrices de l'enfance, des Sociétés de charité maternelle des crèches ou des Sociétés de crèches ou. à leur défaut, parmi des membres des commissions administratives des hospices et des bureaux de bienfaisance. Des commissions locales sont instituées par un arrêté du préfet, après avis du comité départemental, dans les parties du département où l'utilité en sera reconnue, pour concourir à l'application des mesures de protection des enfants et des surveillances des nourrices et gardeuses d'enfants. Deux mères de famille font partie de chaque commission locale. Les fonctions instituées par le présent article sont gratuites.

Art. 3. — Il est institué près le Ministère de l'intérieur un comité supérieur de protection des enfants du premier âge, qui a pour mission de réunir et coordonner les documents transmis par les comités départementaux, d'adresser chaque année au ministre un rapport sur les travaux de ces comités, sur la mortalité des enfants et sur les mesures les plus propres à assurer et étendre les bienfaits de la loi et de proposer, s'il y a lieu, d'accorder des récompenses honorifiques aux personnes qui se sont distinguées par leur dévouement et leurs services. Un membre de l'Académie de médecine, désigné par cette académie, les présidents de la Société protectrice de l'enfance de Paris, de la Société de charité maternelle et de la Société des crèches, font partie de ce comité. Les autres membres, au nombre de sept, sont nommés par décret du Président de la République française. Les fonctions de membres du comité supérieur sont gratuites.

Art. 4. — Il est publié, chaque année, par les soins du Ministre de l'intérieur, une statistique détaillée de la mortalité des enfants du premier âge et spécialement des enfants placés en nourrice, en sevrage, ou en garde. Le ministre adresse en outre, chaque année, au Président de la République, un rapport officiel sur l'exécution de la présente loi

Art. 5. — Dans les départements où l'utilité d'établir une inspection médicale des enfants en nourrice, en sevrage ou en garde, est reconnue par le Ministre de l'intérieur, le comité supérieur consulté, un ou plusieurs médecins sont chargés de cette inspection. La nomination de ces inspections appartient aux préfets.

Art. 6. — Sont soumis à la surveillance instituée par la présente loi : toute personne ayant un nourrisson ou un ou plusieurs enfants en sevrage ou en garde, placés chez elle, moyennant salaire; les bureaux de placement et tous les intermédiaires qui s'emploient au placement des enfants en nourrice, en sevrage ou en garde. Le refus de recevoir la visite du médecin inspecteur, du maire de la commune ou de toutes autres personnes déléguées ou autorisées en vertu de la présente loi est puni d'une amende de 5 à 15 francs. — Un emprisonnement de un à cinq jours peut être prononcé si le refus dont il s'agit est accompagné d'injures ou de violences.

Art. 7. — Toute personne qui place un enfant en nourrice, en sevrage ou en garde, moyennant salaire, est tenue sous les peines portées par l'art. 346 du code pénal, d'en faire la déclaration à la mairie de la commune où a été faite la déclaration de naissance de l'enfant ou à la mairie de la résidence actuelle du déclarant, en indiquant, dans ce cas, le lieu de la naissance de l'enfant, et de remettre à la nourrice ou à la gardeuse un bulletin contenant un extrait de l'acte de naissance de l'enfant qui lui est confié.

Art. 8. — Toute personne qui veut se procurer un ou plusieurs enfants en sevrage ou en garde, est tenue de se munir préalablement des certificats exigés par les règlements pour indiquer son état civil et justifier de son aptitude à nourrir ou à recevoir des enfants en sevrage ou en garde. Toute personne qui veut se placer comme nourrice sur lieu est tenue de se munir d'un certificat du maire de sa résidence, indiquant si son dernier enfant est vivant, et constatant qu'il est âgé de sept mois révolus, ou, s'il n'a pas atteint cet âge, qu'il est allaité par une autre femme remplissant les conditions qui seront déterminées par le règlement d'administration publique prescrit par l'article 12 de la présente loi. Toute déclaration ou énonciation reconnue fausse dans les dits certificats entraîne l'application au certificateur des peines portées au paragraphe premier de l'article 155 du code pénal.

Art. 9. — Toute personne qui a reçu chez elle, moyennant salaire, un nourisson ou un enfant en sevrage, ou en garde, est tenue sous les peines portées à l'article 346 du Code pénal :

1° D'en faire la déclaration à la commune de son domicile dans les trois jours de l'arrivée de l'enfant, et de remettre le bulletin mentionné en l'article 7 ;

2° De faire en cas de changement de résidence la même déclaration à la mairie de sa nouvelle résidence ;

3° De déclarer, dans le même délai, le retrait de l'enfant par ses parents ou la remise de cet enfant à une autre personne, pour quelque cause que cette remise ait lieu ;

4° En cas de décès de l'enfant, de déclarer ce décès dans les vingt-quatre heures. Après avoir inscrit ces déclarations au registre mentionné à l'article suivant, le maire en donne avis, dans le délai de trois jours, au maire de la commune où a été faite la déclaration par l'article 7. Le maire de cette dernière commune donne avis, dans le même délai, des déclarations prescrites par les nᵒˢ 2, 3, 5 ci-dessus, aux auteurs de la déclaration de mise en nourrice, en sevrage ou en garde.

Art. 10. — Il est ouvert dans les mairies un registre spécial pour les déclarations ci-dessus prescrites. Ce registre est coté, paraphé et vérifié, tous les ans, par le juge de paix. Ce magistrat fait un rapport annuel au procureur de la République, qui le transmet au préfet, sur les résultats de cette vérification. En cas d'absence ou de tenue irrégulière du registre, le maire est passible de la peine édictée à l'article 50 du Code civil.

Art. 11. — Nul ne peut ouvrir ou diriger un bureau de nourrices, ni exercer la profession d'intermédiaire pour le placement des enfants en nourrice, en sevrage ou en garde et le louage des nourrices, sans en avoir obtenu l'autorisation préalable du préfet de police dans le département de la Seine, ou du préfet dans les autres départements. Toute personne qui exerce sans autorisation l'une ou l'autre de ces professions ou qui néglige de se conformer aux conditions de l'autorisation ou aux prescriptions des règlements, est punie d'une amende de 16 francs à 100 francs.

En cas de récidive, la peine d'emprisonnement, prévue par l'article 480 du Code pénal, peut être prononcée. Ces mêmes peines sont applicables à toute sage-femme et à tout autre intermédiaire qui entreprend, sans autorisation, de placer des enfants en nourrice, en sevrage ou en garde. Si, par suite de la part d'une nourrice ou d'une gardeuse, il est résulté un dommage pour la santé d'un ou de plusieurs enfants, la peine de l'emprisonnement de un à cinq jours peut être prononcée. En cas de décès d'un enfant, l'application des peines portées à l'article 319 du Code pénal peut être prononcée.

Art. 12. — Un règlement d'administration publique déterminera : 1º Les modes d'organisation du service de surveillance institué par la présente loi ; les attributions et les devoirs des médecins inspecteurs ; le traitement de ces inspecteurs ; les attributions et de-

voirs de toutes les personnes chargées des visites ; —
2° les obligations imposées aux nourrices, aux directeurs des bureaux de placement et à tous les intermédiaires du placement des enfants ; 3° la forme des
déclarations, registres, certificats des maires et des
médecins et autres pièces exigées par les règlements.
Le préfet peut, après avis du Comité départemental,
prescrire par un règlement particulier des dispositions en rapport avec les circonstances et les besoins
locaux.

Art. 13. — En dehors des pénalités spécifiées dans les
articles précédents, toute infraction aux dispositions
de la présente loi et des règlements d'administration
publique qui s'y rattachent, est punie d'une amende
de 5 à 15 francs. — Sont applicables à tous les cas
prévus par la présente loi le dernier paragraphe de
l'article 463 du Code pénal et les articles 482, 483 du
même Code.

Art. 14. — Les mois de nourrice dûs par les
parents ou par tout autre personne font partie des
créances privilégiées et prennent rang entre les n°s 3
et 4 de l'article 2101 du Code civil.

Art. 15. — Les dépenses auxquelles l'exécution de
la présente loi donnera lieu, sont mises, par moitié, à
la charge de l'Etat et des départements intéressés. —
La portion à la charge des départements est sup-
portée par les départements d'origine des enfants et
par ceux où les enfants sont placés en nourrice, en
sevrage, ou en garde proportionnellement au nombre
des dits enfants. — Les bases de cette répartition
sont arrêtées tous les trois ans par le Ministre de l'in-

térieur — Pour la première fois, la répartition sera faite d'après le nombre des enfants en nourrice, en sevrage ou en garde, existant dans chaque département au moment de la promulgation de la présente loi.

Cette loi est commentée par un réglement d'administration publique en date du 27 février 1897.

Comme il est facile de s'en rendre compte, la loi Roussel a été faite à la fois pour protéger contre les gardes et les nourrices, les enfants qui leur sont confiés, et sauvegarder l'existence des enfants des femmes qui acceptent des nourrissons au sein.

Inspirée par une admirable pensée d'humanité et de philanthropie, cette loi présente naturellement de grosses lacunes et de graves défauts : nous espérons les montrer dans un instant.

Résultats statistiques. — Nous aurions voulu donner quelques chiffres établissant pour les Enfants-Assistés la mortalité infantile comparée, dans ces dernières années; mais les résultats statistiques que nous aurions pu rapporter — nous en avons actuellement sous les yeux un certain nombre — ne correspondraient nullement à la réalité; aussi préférons-nous nous abstenir de les citer.

Un grand nombre de causes, en effet, vicient les statistiques ; c'est ainsi, par exemple, que, dans l'indication des chiffres représentant la répartition des enfants suivant leur mode d'allaitement, les Préfectures, et, en conséquence, le Ministère de l'intérieur, qui rassemble les documents, sont tous les jours induits en erreur.

Un grand nombre d'enfants passent pour être élevés au sein qui n'ont cependant jamais pris que le biberon, la nourrice étant — et cela se conçoit — trop bonne mère pour priver son propre enfant du sein auquel il a droit.

Les statistiques de mortalité et les pourcentages sont complètement faussés par suite d'un point de départ erroné.

Les décès d'enfants de o à 1 an sont souvent rapportés au chiffre de la population qui les a fournis. Comme le font remarquer Balestre et Giletta de St-Joseph, cette façon de procéder est des plus défectueuses, car on se rapporte à un nombre forcément inexact, au moment même où on l'établit : si minutieusement en effet que soit conduite l'opération du recensement, il y a toujours des erreurs commises en plus ou en moins ; et le recensement n'est fait que tous les cinq ans, si bien que les chiffres vrais pour une année ne le sont naturellement plus pour les années suivantes. Ces chiffres varient même d'un jour à l'autre, par suite des décès et des naissances de chaque jour.

Aussi ces auteurs, dans leurs recherches sur la mortalité de la première enfance, ont-ils adopté un terme de comparaison moins changeant : le nombre des décès total de l'année.

Cette modification ne permet cependant qu'une approximation de la réalité.

M. le Dr J. Bertillon, dans une remarquable étude sur le degré d'efficacité de la loi du 24 décembre 1874 parue récemment, (33) expose longuement (Annexe II, méthode de calcul employée) toute une série d'erreurs dont on ne tient pas compte dans les statistiques, et qui ne permettent pas de tirer un parti vraiment utile de tous les chiffres de mortalité des enfants soumis à la surveillance de la loi. Nous n'entreprendrons pas d'exposer la méthode de calcul employée par l'éminent statisticien ; outre que sa façon de procéder pour s'efforcer de faire disparaître toutes les causes de viciation, est extrêmement complexe, sa connaissance serait d'une discutable utilité pour l'exposé que nous avons en vue dans ce travail. Nous en résumerons seulement les conclusions.

Voici, d'après M. Bertillon, corrigés, les chiffres représentant la mortalité pour 1897, dans ce qu'ils ont d'essentiel.

De 0 à 4 jours, sur 47.696 jours de présence, il y a eu 38 décès, soit 3,983 o/oo.

De 5 à 9 jours, sur 110.276 jours de présence, il y a eu 140 décès, soit 6.348 o/oo.

De 10 à 19 jours, sur 313.287 jours de présence, il y a eu 882 décès, soit 28,155 jours o/oo.

De 20 à 30 jours, sur 383.799 jours de présence, il y a eu 782 décès, soit 30,377 o/oo.

De 31 à 60 jours, sur 1.352.575 jours de présence, il y a eu 1.597 décès, soit 35,421 o/oo.

De 61 à 150 jours, sur 4.544.142 jours de présence, il y a eu 3.230 décès, soit 63,967 o/oo.

De 151 à 365 jours, sur 10.488.311 jours de présence, il y a eu 3.573 décès, soit 73,248 o/oo.

Total : 303,4 o/oo.

Sur ces 10.241 décès, il y a eu :

621 décès par convulsions, 1111 par pneumonie et bronchite, **3713 par diarrhée infantile.**

« Ainsi la mortalité de 1000 enfants protégés par la loi, ramenée, suivant le procédé du Dr Bertillon, à ce qu'elle serait si ces enfants étaient tous placés dans le service au dixième jour de leur naissance pour y rester jusqu'au 365e jour de vie, est de 203,4 décès.

« Pendant cette même année 1897, la mortalité générale des enfants français, c'est-à-dire protégés ou non, d'après la même méthode de calcul, a été seulement de 128,4. Elle est de 152 si l'on compte les décès à partir du jour de la naissance.

« La mortalité des enfants protégés l'emporte donc de plus de moitié sur celle des enfants français ».

Voilà de beaux résultats !... Pour nous consoler d'une aussi triste constatation, il nous est permis de penser — des chiffres expurgés manquent pour confirmer cette opinion — que la mortalité générale aurait été bien plus élevée, probablement, sans les bienfaits de l'application de la loi Roussel, quelque surprenant qu'il puisse paraître de parler des bienfaits dûs à l'application d'une loi qui nous donne une mortalité si élevée !

Par la comparaison de quelques chiffres — l'approximation suffit en pareil cas — M. Bertillon montre que la mortalité de o à 1 an est actuellement (de 1894 à

1898) de 161 décès sur 1000 naissances, c'est-à-dire ce qu'elle était sous Louis-Philippe (160 décès) !

Ce sont là les seuls chiffres que nous citerons : nous sommes d'ailleurs suffisamment édifiés !

A quoi faut-il donc attribuer d'aussi mauvais résultats? C'est ce que nous allons étudier maintenant.

Toutefois, nous ne pouvons nous empêcher de déplorer auparavant à notre tour la façon dont sont publiés les renseignements statistiques. Actuellement ces renseignements paraissent quatre ans après l'année à laquelle ils se rapportent. Ces chiffres, au moment où ils paraissent, comme on l'a dit avec ironie, n'ont déjà presque plus qu'une valeur historique ! Nous rappelons aussi que les renseignements ne sont pas sérieusement contrôlés à leur origine, ce qui rend illusoire toute cette science de chiffres.

Causes d'insuccès. — Objections et modifications à apporter. — Une des premières raisons de l'insuccès de la loi, est due à ce que cette loi est mal observée ; mal observée par les maires eux-mêmes dont beaucoup s'occupent bien plutôt de favoriser les nourrices, leurs administrées, que de se faire les défenseurs légaux des nourrissons; par les nourrices, femmes en général sans instruction et très réfractaires aux idées d'hygiène, auxquelles les préjugés servent de ligne de conduite, bien plutôt que le code ; par les mères des nourrissons, dont il faut également incriminer les préjugés et l'inertie. Ces malheureuses ne comprennent pas toujours que c'est dans l'intérêt de leur enfant que la loi a été faite.

Nous ouvrirons une parenthèse au début de ce

chapitre, où nous nous plaignons de voir souvent la loi si mal observée, pour montrer, d'une façon péremptoire que, dans un de ses paragraphes au moins, il est nécessaire que la loi soit violée, si l'on veut trouver des nourrices au sein.

L'article 8 dit ceci : « Toute personne qui veut se placer comme nourrice sur lieu est tenue de se munir d'un certificat du maire de sa résidence indiquant si son dernier enfant est vivant, et constatant qu'il est âgé de 7 mois révolus. »

Cet article est fait en vue de la protection de l'enfant de la nourrice : sans doute, mais il n'est pas positivement fait pour défendre les droits du nourrisson.

Notre excellent ami, le Dr Planchon, a publié, dans *l'Obstétrique* (337), d'intéressantes remarques sur la durée de l'allaitement au sein chez les femmes qu'il lui a été donné d'observer à la clinique Tarnier; nous en extrayons le passage suivant :

« Sur 132 femmes ayant suivi la consultation de nourrissons, au moins 14 mois, 2 seulement ont suffi à l'allaitement de leur enfant (1,5 o/o),

Sur ces 132 femmes :

84 ont eu suffisamment de lait pour nourrir 7 mois. soit 63 o/o.

73 ont eu suffisamment de lait pour nourrir 8 mois, soit 55,3 o/o.

50 ont eu suffisamment de lait pour nourrir 9 mois, soit 37,8 o/o.

30 ont eu suffisamment de lait pour nourrir 10 mois, soit 22,7 o.o.

18 ont eu suffisamment de lait pour nourrir 11 mois, soit 13,6 o/o.

8 ont eu suffisamment de lait pour nourrir 12 mois, soit 6 o/o.

2 ont eu suffisamment de lait pour nourrir 13 et 14 mois, soit 1,5 o/o.

Donc, sur 100 femmes ayant nourri leur enfant pendant 7 mois, et qui voudraient se placer comme nourrices sur lieu, il n'y aurait guère que 1,5 qui aurait du lait suffisamment pour pouvoir allaiter un deuxième nourrisson pendant une nouvelle période de 7 mois. »

Ces chiffres sont plus probants que la plus longue des dissertations.

Aussi, les nourrices, dans la proportion de 98,5 o/o, au moins, sont-elles obligées de tourner la loi : ou bien elles attendent que leur enfant ait 7 mois révolus pour demander un nourrisson, (et elles trompent alors indignement la malheureuse mère qui ne se doute guère que son enfant est en réalité à l'allaitement mixte ou même artificiel), ou bien le maire délivre un certificat complaisant (1).

____

1. M. Lédé fit, en 1886. la statistique suivante pour les 81.766 nourrices au sein, venues de 1879 à 1886 à Paris, parmi lesquelles il y avait 24.100 filles-mères. En ne s'occupant que des filles-mères, l'âge de leur lait était le suivant :

7.801	avait un lait âgé de 1 mois	
5.853	—	2 —
3.133	—	3 —
1.794	—	4 —
1 275	—	5 —
888	—	6 —
628	—	7 —

Donc, sur 24,100 nourrices sur lieu, 21.873 avaient un enfant de moins de 7 mois!

Si ce fameux article 8 ne se trouvait inclus dans un texte où la plaisanterie n'est guère de mise, on pourrait se demander si l'auteur de cette proposition, sous prétexte de réglementer l'industrie nourricière, ne s'est pas proposé de combattre les nourrices, en leur montrant un gain que 98,5 o/o d'entre elles, au moins, sont incapables d'atteindre. Alors il se serait montré le mystificateur le plus habile, l'ennemi le plus dangereux de toute une catégorie de femmes qui devraient d'ailleurs être mises, pour la plupart, au ban de la société.

Voyons maintenant à quoi l'on doit attribuer en partie, l'insuffisance des résultats que donne l'application de la loi.

Enfants soumis à l'inspection. — Les enfants soumis à l'inspection médicale sont bien spécifiés par la loi. L'article 6 dit en effet : « Sont soumis à la surveil·lance instituée par la présente loi : toute personne ayant un nourrisson, ou un, ou plusieurs enfants en sevrage ou en garde, placés chez elle, moyennant salaire. »

La rédaction de cet article eut été presque parfaite, si les deux derniers mots avaient été supprimés. Que d'enfants, en effet, mis en nourrice chez des parentes, échappent à l'inspection parce que ces parentes ne sont pas assimilées à des nourrices mercenaires. « Il importe, disait avec force Lagneau, dans une séance à l'Académie de Médecine (229), que, sans parler de salaire, la loi vise tous les enfants placés hors du domicile de la mère, ainsi que le demande M. Théophile Roussel.

Ollive et Schmitt (317) vont plus loin encore : le régime qu'ils voudraient voir appliquer est draconien : « L'État devrait exiger de toute mère ou nourrice un certificat médical :..... tous seraient soumis à cette loi. » Nous n'avons pas à examiner ici le point de savoir si l'État pourrait, sans outrepasser ses droits, pénétrer ainsi dans le foyer domestique.

Impossible, ou du moins difficile dans son application, cette mesure serait certainement une garantie et une sauvegarde pour beaucoup d'enfants parmi lesquels la mort fait de trop nombreuses victimes.

Les nourrices. — Le gros écueil est constitué par les nourrices, et sur elles, comme sur un roc inébranlable, se briseront longtemps encore les intentions les meilleures, les bonnes volontés les plus ardentes et les plus patientes, la science la plus approfondie des médecins.

Nous avons déjà signalé les préjugés et l'inertie des nourrices, femmes sans grande intelligence, sans grande instruction le plus souvent, et, conséquence toute naturelle, très réfractaires aux idées d'hygiène.

Oh! ces intérieurs de nourrice à la campagne! Il faut avoir exercé la médecine dans les villages, ou avoir eu la bonne fortune — quel euphémisme! — de visiter ces intérieurs de paysannes, comme nous l'avons fait si souvent, lorsque nous accompagnions notre père dans ses tournées d'inspection de l'enfance, pour se faire une idée de ce qu'il sont exactement.

Une pièce basse de plafond, aux murs et au plafond

enfumés, est à la fois la salle à manger, la cuisine et la chambre à coucher ; quand on entre dans cette pièce dont la fenêtre, même par les plus belles journées, reste obstinément close, on est incommodé par l'air confiné qu'on y respire. Dans cette pièce, une marmaille, sale au-delà de tout ce qu'on peut s'imaginer, grouille, crie et se bat. Un chien, des chats, des poules, vivent là comme en pays conquis.

Sur des cordes, allant d'un mur à l'autre, sont étendus des langes et des couches, qu'on ne lave que de temps à autre, quand ils sont souillés par les matières fécales. Quand ils ont été simplement salis par l'urine, point n'est besoin de les laver (!) : ils seront vite secs quand ils seront étalés sur les cordes.

Et de fait, il règne, dans cette pièce, une chaleur intolérable : le petit poêle en fonte est toujours rouge. Sur le poêle, dans une casserole, du lait tiédit depuis le matin, sans avoir jamais bouilli. S'il tombe quelque saleté dans le lait, — et certes, dans cette pièce, ce n'est pas la saleté qui manque — le bout du doigt l'enlèvera tout à l'heure. Des mouches, en quantité innombrable, sont posées partout, sur les murs, sur la table, autour des débris du repas, autour des gouttes de lait qui la parsèment : il y en a aussi sur le berceau du pauvre nourrisson qu'on a placé tout près du poêle afin qu'il n'ait pas froid.

Le berceau est sale, en désordre ; l'enfant repose sur du linge souillé. A côté de lui, la merveille des biberons, le biberon Robert, dont le long tube plonge dans le lit ou touche des langes qui, contre le berceau, sèchent sur le dos d'une chaise, (on place souvent, à la campagne, le petit berceau sur deux chaises). On devine aisément quelle femme peut consentir à vivre dans un taudis pareil!

Voilà, sans aucune exagération, dans quel milieu, à la campagne, le Petit-Paris doit, la plupart du temps, passer tout... ou partie seulement, hélas...., de sa première enfance!

Cette femme dira-t-on, est une nourrice sèche; c'est une garde à laquelle on a confié un nourrisson, avec la charge de l'élever au lait stérilisé : cela est vrai quelquefois, mais pas toujours, tant s'en faut. Si cette femme avait pu prévoir l'arrivée du médecin, elle se serait empressée de cacher le biberon dans l'armoire. Cette femme, sans doute, doit nourrir au sein le nourrisson ; mais n'a-t-elle pas aussi son enfant à élever, son enfant auquel elle tient bien autrement qu'au petit étranger? Et comme elle n'aurait pas assez de lait pour les deux, au petit étranger appartient ce dont le petit paysan n'a pas voulu : s'il n'a pas assez bu, le biberon lui fournira le complément! C'est assez bon pour lui!

Dans quelques cas, les prévenances des nourrices sont merveilleuses. M. S. nous racontait récemment une visite qu'il fit, par le plus grand des hasards, chez une femme qui faisait profession d'élever des enfants. Il n'y avait personne dans la pièce au moment où il entra, et cependant il entendait des gémissements d'enfant. M. S. finit par découvrir le pauvre petit, fortement sanglé dans son maillot, lequel était suspendu à un clou, au mur, à deux mètres du sol environ. Après avoir questionné les voisines, il apprit que la maîtresse du logis était aux champs, à quelques pas de là. Il s'y rendit, trouva la nourrice travaillant à la terre, avec son propre enfant près d'elle, confortablement assis sur des linges épais. M. S. lui demanda pourquoi elle avait laissé seul, ainsi, un de ses enfants, à la maison, et pourquoi surtout elle avait accroché au mur un enfant trop petit pour s'essayer à marcher : « c'est le Petit-Paris, mon bon Monsieur; on est obligé de prendre des précautions : les cochons peuvent bousculer la petite barrière (1) et qui sait, ...on dit qu'ils mangent quelquefois les enfants » !

Mais, Dieu merci. toutes les nourrices ne se ressemblent pas, et nous en connaissons, pour notre part, un certain nombre qui aiment l'étranger presque autant que leur enfant, et pour lesquelles c'est un réel et gros chagrin que de se séparer de l'enfant, lorsque la « nourriture » est terminée.

Le Biberon. — Nous avons nommé le biberon Robert. On peut voir un peu partout, dans Paris même, comme nous l'avons vue nous-même en maints endroits, une superbe illustration représentant un enfant florissant tenant entre les mains un biberon Robert, au tube démesurément long. En gros caractères, on peut lire au dessous : « le meilleur, n'épuisant pas les enfants ». Qu'on s'étonne,, après cela de sa célébrité !...

-----

1. La petite barrière à claire-voie qui remplace la porte en été et qui permet aux enfants de voir ce qui se passe au dehors, tou en les empêchant de sortir.

On s'étonnera sans doute, après les colères et les indignations qu'il a soulevées, qu'il soit encore employé. Comment peut-il en être autrement? Ce ne sont certes pas les nourrices qui mèneront la campagne en faveur de sa suppression : il est, pour elles, si avantageux! Or, les médecins-inspecteurs de l'enfance n'ont aucun règlement sur lequel ils puissent s'appuyer pour en interdire l'emploi aux nourrices. Nous devons ajouter, cependant, que dans quelques départements, l'autorité préfectorale accorde son appui aux médecins-inspecteurs : c'est ce qui explique que, dans certaines circonscriptions, le biberon Robert est sévèrement proscrit.

Il est de toute nécessité qu'un article de loi interdise, sur tout le territoire, ce biberon dont on a pu dire qu'il avait tué plus de monde, en vingt ans, que les guerres les plus meurtrières.

En attendant que la sagesse parlementaire ait nommé des commissions, des sous-commissions, des rapporteurs, pour étudier le projet de suppression, tous les préfets ne pourraient-ils imiter l'exemple qui leur a été donné par quelques-uns de leurs collègues? « Personne ne protesterait, je pense, écrit M. Variot (412) si M. le Préfet de Police prenait un arrêté interdisant aux pharmaciens, aux herboristes, aux fabricants ou marchands d'appareils pour l'allaitement artificiel, la vente des biberons à tube ».

Le lait. — En dépit de l'active campagne menée en faveur du lait stérilisé, pas plus que dans les crèches, — et moins encore, si possible, — le lait stérilisé n'est employé par les nourrices et les gardes. On dira, sans doute, qu'à la campagne, son emploi n'est peut-être pas indispensable : la question prête à controverse mais, comme nous aurons l'occasion de le dire un peu plus loin, nous sommes absolument opposé à l'administration du lait non stérilisé, même à la campagne ; mais les nourrices n'habitent pas toutes les villages : il y en a dans les faubourgs des villes et jusque dans les villes : pour celles-là, au moins, le lait stérilisé s'impose absolument, — peu importe pour le moment le procédé, puisque nous ne posons ici que la question de principe.

« Depuis 34 ans, écrivait M. Variot (415), les problèmes scientifiques relatifs à l'allaitement artificiel ont changé singulièrement de face ; une grande découverte, la stérilisation du lait, a été faite et expérimentée ; la nécessité de l'asepsie des biberons apparait clairement aujourd'hui.

« Or, ni dans le texte de la loi, ni dans les règlements administratifs qui la commentent, une instruction sur ces points capitaux n'a pu être inscrite ; il s'agit en effet de progrès, de découvertes postérieures à la loi. »

Et M. Variot complète sa pensée en réclamant un article additionnel à la loi ou un nouveau paragraphe au règlement, rendant obligatoire l'usage du lait stérilisé dans l'allaitement artificiel des nourissons confiés à des nourrices mercenaires.

Le médecin. — « On se plait à répéter dans les milieux administratifs, écrit le Dr Lop (266), que si tous les médecins-inspecteurs faisaient leur devoir, il ne serait pas nécessaire de modifier la loi de 1874.

Il y a certainement un fond de vérité dans cette réflexion administrative : certains d'entre nous ont des défaillances, et apportent une certaine nonchalance dans l'exécution de leur inspection mensuelle.

» Beaucoup de ces confrères — pour ne pas dire tous — arrivent à cette négligence par lassitude, en voyant leurs efforts rendus inutiles par suite de l'indifférence de l'administration qui ne tient, le plus souvent, aucun compte des observations qu'ils lui adressent à l'occasion de leur service. »

Si la mortalité de la première enfance ne s'améliore pas, cela tient en grande partie à l'effacement du médecin. Le médecin-inspecteur n'a qu'une autorité nominale, et c'est pour cette grave raison que nous avons étudié la loi Roussel, dans notre thèse, parmi les procédés de Puériculture d'ordre « extra-médical. »

Les médecins-inspecteurs, en effet — le mot est du Dr Raimondi — sont « sous la tutelle » des conseils de surveillance, des « commissions locales » instituées par les règlements administratifs (deux mères de famille, le curé, le pasteur, ou le rabbin) et dans lesquelles le médecin n'a que voix consultative »!...

« Dans les communes où il n'a pas été institué de commission locale, le maire exerce les pouvoirs conférés à ces commissions »! (Règlements administratifs, 1re section.)

Comme si le médecin ne semblait guère apte à juger de l'état de santé d'un nourrisson, le Ministère de l'intérieur peut nommer, sur la proposition des préfets, des visiteurs rétribués, qui ont pour mission de se rendre chez les nourrices, et de se rendre compte ainsi, sur place, de l'état de santé des enfants.

Nous souhaitons vivement qu'on supprime au plus tôt les commissions locales, ou qu'on choisisse les membres qui doivent les composer parmi les seuls médecins. Que si, de ce fait, les frais budgétaires sont augmentés, pourquoi ne pas attribuer aux médecins les indemnités jusqu'alors destinées à rémunérer des visiteurs incompétents ?

Au point de vue médical pur, le nombre de visites médicales fixées par la loi est infiniment trop restreint. De ce que le médecin-inspecteur fait, à chaque enfant de sa circonscription, 24 visites mensuelles, en tout et pour tout en deux ans, (Règlement administratif, 2° section, article 10), il ne s'ensuit pas que ces enfants soient vraiment et utilement surveillés. Sans compter que ces visites peuvent n'être pas faites à des intervalles réguliers, (le règlement dit simplement : « une visite par mois »), il est impossible de surveiller effectivement un nourrisson en ne le voyant qu'une fois par mois. Comme le dit si justement M. Variot, « dans les premiers mois, les fautes trop nombreuses de l'allaitement artificiel ne seront évitées que si les nourrices se sentent en quelque sorte sous l'œil des médecins. »

Nul doute qu'il arriverait moins souvent que des femmes, payées pour donner le sein, élèvent en réalité leurs nourissons au biberon. Le souci et la crainte d'une inspection bi-mensuelle ou hebdomadaire décideraient probablement les moins scrupuleuses à ne plus en prendre à ce point à leur aise avec des mères placées, par suite de circonstances variables, dans l'impossibilité de se rendre compte, sur place, de ce qui se passe.

C'est dans ce sens qu'est rédigée, partiellement du moins, une proposition de modification à la loi Roussel dont nous avons parlé un peu plus haut, celle d'Ollive et Schmitt : « L'État devrait exiger de toute mère ou nourrice un certificat médical tous les mois, en hiver, et tous les 15 jours en été. Tous seraient soumis à cette loi. Un médecin, désigné par la municipalité, irait constater l'état du nourrisson ». (317)

Cette proposition est le premier pas vers celle de M. Lop, de Marseille, que voici résumée en quelques mots.

M. Lop énumère rapidement les principales objections qu'il fait à la loi Roussel, appliquée telle qu'elle l'est actuellement, à savoir :

1° Bien des nourrices ne sont vues que tous les deux mois, car, n'étant pas prévenues du passage du médecin, elles sont fréquemment absentes ;

2° Défaut d'action contre les nourrices qui se soustraient bien souvent à la visite du médecin en laissant, sous un prétexte quelconque, leur nourrisson à la garde d'un étranger, quand ce n'est pas à celle d'un enfant ;

3° Absence de pesées.

Puis il expose rapidement les dispositions qu'il propose d'ajouter à la mise en pratique actuelle de la loi Roussel, les avantages qu'il voit à l'organisation dont il a dressé le plan, les objections qu'on peut lui adresser ; et il évalue enfin les frais d'installation et d'entretien.

Ces dispositions sont les suivantes :

1° Convoquer les nourrices tous les quinze jours, à heure fixe, dans un local approprié, situé en un point central de la circonscription ; les enfants y seront déshabillés, pesés et examinés ; le résultat de cet examen sera consigné sur des fiches *ad hoc*, auxquelles seront annexés les graphiques des poids et les observations qui auront pu être faites ;

2° Les nourrices et les gardes, anciennes et nouvelles, seront averties par écrit du local, du jour et de l'heure de la consultation :

3° Pendant les froids rigoureux, *les débiles — de même que les malades en tout temps —* seront, comme par le passé, vus à domicile ; la nourrice n'aura qu'à informer le médecin-inspecteur. le jour de sa visite.

(Ce n'est là, somme toute, qu'une application de la méthode préconisée par le Pr Budin, à savoir : la surveillance exercée par la Consultation de nourrissons).

Les principaux avantages de cette organisation sont, à son avis, les suivants :

1° La surveillance sera rendue plus efficace ; le développement régulier de l'enfant sera mathématiquement surveillé par la balance, et non *à vue d'œil*, comme il l'est actuellement ; les graphiques de poids ont autrement de valeur qu'un « bien » ou un « mal » inscrit sur un carnet ;

2° La direction de l'allaitement sera rendue effective, et une direction effective ne peut exister sans le secours de la balance. On prodiguera conseils et encouragements aux nourrices ; on les encouragera à faire vacciner leurs nourrissons ;

3° Il faudra deux visites par mois, au lieu d'une seule, comme il est prescrit par la loi actuelle, — au lieu d'une visite par deux mois, même, comme cela se passe si souvent;

4° On aurait une action plus sérieuse sur ou contre les nourrices.

Les objections qu'on peut faire à ce projet sont peu nombreuses; elles se résument à deux principales :

1° Il n'y aurait plus, avec ce système, d'inspection des logements des nourrices. — Grosse objection, en apparence, mais à laquelle Lop répond aisément :

« Cette inspection peut être faite par des personnes non médecins, et elle serait faite avec plus de profit. Les familles ne tiennent jamais compte des avis du médecin signalant le logis d'une nourrice comme un foyer d'infection et de saleté. Jamais je n'ai vu retirer un nourrisson pour cette raison, malgré mes avis réitérés. »

2° Ce projet nécessiterait des frais probablement assez considérables. — A quoi il est assez facile de répondre.

Le local pourrait être prêté gratuitement par la mairie de la commune. Il faudrait faire l'achat d'une balance, soit une dépense de 25 à 35 francs. Il serait nécessaire de chauffer le local deux fois par mois en hiver, soit environ une dépense de 6 francs par mois. Il faudrait enfin acheter des graphiques d'allaitement dont le prix d'achat oscille entre 5 francs et 15 francs le mille.

Voilà à quoi se réduirait la dépense.

On pourrait largement la compenser par l'économie

qu'on réaliserait en supprimant les commissions de surveillance, dont il semble que les seules raisons d'être soient l'incompétence et l'inutilité absolues.

Tel est le projet de M. Lop. Ajoutons qu'il est absolument contraire à la lettre de la loi de 1874, qui exige la visite à domicile.

M. Lop s'efforça de convaincre le préfet des Bouches-du-Rhône des avantages qui résulteraient, pour les enfants de sa circonscription, de la mise à exécution de cette organisation fort simple et fort pratique.

Pendant une année, il tenta en vain d'obtenir l'autorisation qu'il sollicitait, s'offrant généreusement de prendre à sa charge les quelques dépenses nécessaires qu'il avait indiquées.

Nous croyons savoir qu'à la suite de l'intervention puissante du Pr Budin et de M. Strauss, l'éminent philanthrope de Marseille a fini par avoir gain de cause.

Cet exemple, en tous cas, ne constituerait pas une exception unique. M. le Pr Budin a annoncé à la Société obstétricale de France, dans la séance du 4 avril 1902 (88), que dans le département de l'Yonne, le Dr Nacquot a obtenu du préfet ou du médecin-inspecteur du département, l'autorisation d'organiser une consultation de nourrissons pour les enfants dont il a la surveillance. « Il parait obtenir des résultats qui dépassent les espérances », ajouta M. Budin.

Nous sommes intimement convaincu que c'est de l'application large du projet du Dr Lop, et non de l'application même rigoureuse de la loi Roussel, qu'il faut attendre une diminution marquée et progressivement croissante de la morbidité et de la mortalité infantiles.

Mais, pour que ces résultats soient obtenus, il ne suffit pas que tous les médecins-inspecteurs de l'enfance suivent la voie que leur ont tracée MM. Lop et Nacquot ; il faut aussi — et surtout — qu'ils aient des connaissances très complètes sur la façon de conduire l'allaitement, quel que soit son mode. Demander aux médecins, qui exercent au moment où nous écrivons ces lignes, d'acquérir une compétence et une expérience solides du jour au lendemain, c'est vouloir l'impossible. C'est des générations de médecins à venir qu'il faudrait exiger ces connaissances et cette expérience. Actuellement, pour qui n'a eu le privilège inappréciable d'écouter — pour ne parler que de Paris — l'enseignement des Professeurs Budin, Pinard, Hutinel, etc., de MM. Boissard, Porak, Maygrier, Variot, Marfan, et de quelques Accoucheurs et Médecins des hôpitaux, la Pœdiatrie est une science pleine de secrets. C'est pourquoi nous demanderons, dans un chapitre ultérieur, la création d'un cours spécial et obligatoire d'allaitement dans les Facultés de Médecine.

***

2° Organisations où le Médecin a un rôle prépondérant.

Le projet de modification de la loi Roussel, imaginé par Lop, tel que nous l'avons rapidement exposé à la fin du précédent chapitre, nous amène tout naturellement à parler des organisations où le rôle du médecin est prépondérant.

Ces organisations, qui commencent à se répandre un peu partout, — et nous sommes heureux de constater que c'est en France que leur développement est le plus rapide — ne présentent pas la variété qui caractérise celles que nous avons esquissées précédemment, puisqu'elles peuvent toutes se ramener à une seule : la Consultation de nourrissons.

Sans doute, elles ne sont pas toutes identiques ; elles diffèrent par un assez grand nombre de particularités qui portent sur le genre de clientèle auquel elles s'adressent, et sur nombre de détails d'organisation et de fonctionnement. Mais elles ont toutes même principe, et ce principe est le suivant : Surveiller les nourrissons par des visites à date fixe pendant toute la première enfance ; conduire leur alimentation d'une façon méthodique, par la direction des mères-nourrices, et la distribution éclairée de bon lait.

Ces organisations portent tantôt le nom de Consultation de nourrissons (Consultation de nourrissons d'hôpital : de la Clinique Tarnier, de la Charité, de la Maternité, de Tenon, par exemple ; Consultations de nourrissons de dispensaire : de Belleville, de la Société philanthropique, de la rue Oudinot, etc. ; Consultations de nourrissons de polyclinique : de la rue de Picpus, par exemple ; tantôt celui de « Gouttes de lait » : Le Hàvre, Rouen, Fécamp, Saumur, Reims, etc.) ; tantôt celui de Consultations-Patronages (Chaillous de St-Macaire) ou des dénominations un peu moins explicites : Œuvre de la Maternité de Nancy, par exemple).

De ces organisations médicales, nous n'avons pour ainsi dire que des éloges à faire. Les services qu'elles rendent à l'enfance sont considérables, bien qu'elles soient encore, si l'on peut dire, à leur période de tâtonnement, comme la science dont elles ne sont que l'application.

Heureux résultats obtenus dans les Consultations de nourrissons et les Gouttes de Lait.

Nous n'entreprendrons pas de citer ici les avantages innombrables qu'entraînent à leur suite les Consultations de nourrissons ; nous ne citerons que les principaux.

1) Dans les Consultations de nourrissons, les mères reçoivent des conseils — sensés cette fois — sur l'hygiène générale de leurs enfants (mode d'habillement, bains, propreté corporelle), et surtout sur l'hygiène spéciale, c'est-à-dire alimentaire (nombre, durée, intervalle des tétées, lait à employer, façon de le donner, quantités à prendre, façon de procéder au sevrage, etc.) : on peut être assuré qu'on ne prodiguera jamais trop ces conseils !

2) « Quand on réunit à jour fixe un certain nombre de mères avec leurs enfants, dit Chavanne, (119) il s'établit forcément des comparaisons, et il naît une émulation à laquelle il serait injuste de ne pas faire une part dans les résultats obtenus ». Tous les médecins insistent sur la différence considérable entre la tenue d'un enfant qui vient pour la première fois, et celle qu'il aura quelques semaines après ;

3) Le sevrage prématuré est souvent empêché ou tout au moins presque toujours retardé.

Ce n'est un mystère pour personne qu'entre le sixième et le neuvième mois la courbe d'accroissement du poids des enfants élevés au sein subit un ralentissement extrêmement fréquent. Les mères, sans qu'il leur soit besoin de recourir à la lecture d'un graphique, s'en rendent parfaitement compte. Elles en concluent avec une logique déconcertante que c'est là une indication formelle de les sevrer. Et nous savons quelle alimentation grossière elles sont capables de leur donner !

Il suffit alors souvent d'administrer une quantité minime de lait stérilisé pour amener une nouvelle et suffisante augmentation de poids.

Ainsi se trouve ajourné à une date plus propice le sevrage de l'enfant.

4°) La surveillance régulière de la courbe de poids permet de surprendre dès le début le plus petit incident qui survient dans l'état de l'enfant. On sait que la moindre irrégularité d'une courbe indique l'existence d'un fait anormal qui se traduit dans l'immense majorité des cas par un ralentissement de l'accroissement ou par une ligne de descente, et, dans quelques cas, par une ligne d'augmentation trop rapide de la courbe.

C'est ainsi que seront soupçonnées : l'insuffisance du lait maternel ou sa trop grande valeur nutritive, l'imminence de la diarrhée, des vomissements, de la mort même.

5°) Parmi les causes qui influent fâcheusement sur le

développement des enfants, il en est une que l'examen de la courbe de poids permet de soupçonner et de reconnaître, malgré l'absence de renseignements que la mère ne fournit pas, par ignorance, ou qu'elle refuse de donner, par fausse honte : c'est la syphilis congénitale. Qui n'a été frappé de ces courbes d'enfants, qui, pendant des semaines et plus, restent stationnaires, et le plus souvent présentent des lignes de chutes successives, souvent considérables, en dépit des soins les plus minutieux, bien qu'il n'y ait ni vomissements, ni diarrhée, en un mot rien d'anormal — hormis la syphilis — chez l'enfant ; bien que le lait stérilisé soit bien administré et bien toléré, bien que le lait maternel soit suffisamment nourrissant. Qu'on donne à l'enfant quelques gouttes de liqueur de Van Swiéten, et la courbe repart ; voilà l'enfant sauvé. Dès lors, cet enfant continuera d'être soigné pendant un ou deux ans et le traitement pourra être continué par la suite.

6) Au surplus, qu'on consulte les résultats et renseignements statistiques pris au hasard que nous publions, et l'on se rendra compte que les bienfaits dûs aux organisations que nous appelons « médicales » ne sont pas positivement des vues de l'esprit.

Statistiques

A. — **Dispensaires** (1)

a). — Dispensaire du IVe *arrondissement de Rouen,*
(Dr Panel) *en 1900.* (291)

222 nourrissons, dont :

109 à l'allaitem[t] maternel 49,09 %, } avec 6 décès, soit 5,5 %
 19   —   mixte   8,56 %, }
 94   —   artificiel 42,34 %,   — 17 —   18 %

Morts par gastro-entérite : 14, dont 1 à l'allaitement maternel, soit 0,9 %, et 13o à l'allaitement artificiel, soit 13,8 %.

b). — Dispensaires des rues Oudinot et St-Dominique,
(Dr Bresset) *en 1902.* (55)

210 nourrissons dont :

    64 à l'allaitement maternel, soit 3o,5 %
    69   —   mixte,   — 32,8 %
    77   —   artificiel, — 36,6 %

Mortalité au Dispensaire de la rue Oudinot (55) :

    En 1899 . . . . 4,8 % sur 287 nourrissons
    — 1900 . . . . 6,9 % — 187   —
    — 1901 . . . . 4,8 % — 223   —

Un seul de ces enfants est mort de gastro-entérite; il était à l'allaitement mixte et avait été intoxiqué par du lait pris dans une crèmerie.

---

1. Nous avons respecté les dénominations des diverses organisations dont nous rapportons les résultats.

c). — Dispensaire de la rue Jean-Lantier,
(Dr DUBRIZAY, père) *en 1901.* (160)

116 enfants suivent la Consultation du 1er Avril 1901 au 1er Avril 1902, dont 96 régulièrement :

13 enfants à l'allaitement maternel... 11,21 %
36   —   mixte...... 31,03 %
47   —   artificiel ... 40,51 %

5 de ces enfants sont morts (5,3 %), dont 1 seul par gastro-entérite.

B. — Gouttes de Lait

a). — Goutte de Lait du Hâvre, (Dr CARON)
en 1899. (100)

230 enfants sont entrés sains et bien portants.
Décès par entérite :

A la Goutte de Lait : 9. soit .. .. 5,21 %
En ville.......................... 13,37 %

Décès par autres causes :

A la Goutte de Lait : 20, soit...... .. 7,39 %
En ville . ... 7,83 %

On remarquera que les chiffres des décès indiqués sous la rubrique « autres causes » est la même, sensiblement, à la Goutte de Lait qu'en ville. Par contre, il n'en est plus de même pour la mortalité par entérite. Cela montre clairement que la mortalité que l'on peut empêcher par la surveillance des nourrissons, c'est la mortalité par gastro-entérite.

b). — *Goutte de Lait de Rouen,* (Dr BRUNON)
en 1901. (64)

Enfants inscrits à la Goutte de Lait : 614, sur lesquels
342 seulement l'ont suivie régulièrement.

Mortalité totale : 38, soit 11,11 %.

Mortalité par diarrhée ; 27, soit 7,89 % (En ville, 51 %,
et même, du 2 au 22 Août 1898 : 66 %).

c). — *Goutte de Lait saumuroise,* (Dr LEVRAUD)
en 1901. (263)

(Du 1er Mars au 31 Décembre 1901).

Enfants inscrits au 31 Décembre : 128.

15 à l'allaitement maternel, soit . . . 11,72 %
113 — artificiel, — . . . . 88,34 %

Mortalité : 2 ; pas un seul décès n'est dû à la gastro-
entérite. En ville, pendant la même période, il y a eu
25 décès d'enfants de o à 2 ans, contre 237 naissances.

d. — *Goutte de Lait de Fécamp,* (Dr DUFOUR *).
de 1894 à 1896. (164)

En 1894-1895

A la Goutte de Lait, 33 enfants à élever ; mortalité totale : 4, soit 12 % ; par diarrhée : o.

En ville : 400 naissances ; mortalité totale : 106 (par

---

* M. Dufour publiera prochainement, corrigés, les résultats
statistiques de la Goutte de Lait de Fécamp. En les établissant,
M. Dufour était parti d'un point de départ inexact qui a faussé
complètement ses statistiques : leur refonte complète est, de sa
part, l'objet d'une attention minutieuse.

entérite : 25, soit 6,08 %; par autres causes : 71, soit 17,75 %).

En 1895-1896

A la Goutte de Lait, 73 enfants à élever; mortalité totale : 21 (par entérite : 5, soit 6,8 %; par autres causes : 16, soit 21,9 %).

En ville : 429 naissances; mortalité totale : 185 (par entérite : 78, soit 18,18 %; par autres causes : 107, soit 24,9 %).

C. — Consultations de nourrissons

a). — Consultation de nourrissons de la Clinique Tarnier,
(Pʳ Budin) *en 1898, 1899, 1900.* (83)

En Juin 1898

79 enfants, dont :

48 à l'allaitement maternel, soit........ 60 %
27 — mixte, — .... 34 %
4 — artificiel, — .... 6 %

Morbidité par troubles digestifs : 12, dont 3 cas sérieux; mortalité : 0.

A Paris, la mortalité infantile, par diarrhée, du 7 Août au 3 Septembre (chaleur torride), a été de 833 cas.

En 1899 (Juin, Juillet, Août, Septembre)

65 enfants, dont :

40 à l'allaitement maternel exclusif.... 61,5 %
3 — — puis mixte
9 — — puis artificiel.................. 33,7 %
10 à l'allaitement mixte d'emblée ....
3 — artificiel d'emblée.... 4,6 %

Morbidité par troubles digestifs : 14, soit 21 %; mortalité par troubles digestifs : 0.

A Paris, pendant ces 4 mois, il y a eu 2,840 naissances et 1,362 décès, ainsi répartis : biberon, 1,226 ; sein, 136.

En 1900

Pendant les très fortes chaleurs que nous avons eu à supporter, on a vu jusqu'à 262 enfants mourir *de diarrhée* à Paris dans la 30ᵉ semaine.

Or, à notre Consultation de nourrissons, en 1899, et en 1900 jusqu'à ce jour, nous n'avons eu aucun décès par diarrhée ».

b). — Consultation pour nourrissons secourus par l'Assistance publique : Dispensaire de la rue Saint-Blaise (Dʳ Vilderman), *1900-1901*. (232) (140)

Pendant une période de 16 mois (du 1ᵉʳ septembre 1900 au 31 décembre 1901), 337 enfants ont été présentés à la Consultation.

Les enfants sont classés, à leur arrivée, en :

Beaux enfants (enfants ayant bonne mine et dont le poids atteint ou dépasse le poids moyen correspondant à leur âge) ;

Enfants médiocres (air chétif, poids inférieur à la moyenne) ;

Enfants malades (atteints de maladies sérieuses ou graves).

a). — Enfants mis à l'allaitement maternel exclusif :

Beaux enfants	114, soit	60,6 %
Enfants médiocres	61 —	32,4 %
Enfants malades	13 —	7 %

b). — Enfants mis à l'allaitement mixte ou artificiel :

Beaux enfants	45, soit	30,2 %
Enfants médiocres	66 —	44,3 %
Enfants malades	38 —	25,5 %

Donc : deux fois plus de beaux enfants et 3 fois 1/2 moins de malades parmi les enfants nourris au sein maternel.

Sur 51 malades, 36 diarrhées, soit 72 % (5 au sein, soit 2,66 %; 31 à l'allaitement mixte ou artificiel, soit 20,8 %, c'est-à-dire 8 fois plus!)

c). — Consultation de nourrissons de la Charité, en 1898, (Pr BUDIN). (66)

Alors qu'en ville il y a eu, du 7 août au 3 septembre 1898, 833 décès par diarrhée, il n'y a pas eu un seul décès par cette cause, à la Consultation, parmi les enfants suivis dès leur naissance, pendant ce laps de temps.

Enfants arrivés gravement malades : 51; décès : 18, soit 35 %, dont 5 par gastro-entérite, soit 9.8 %.

Enfants arrivés sains ou à peu près, décès : 7, soit 2,43 %, dont 1 par gastro-entérite, soit 0,35 %. Cet enfant avait bu du lait de crêmerie, non bouilli, pendant les chaleurs.

d). — Consultation de nourrissons de la rue du Chemin-Vert, de 1895 à 1898 (Dr CHAVANNE), de 1898 à 1902 (Dr PASCAL). (119)

De Juin 1895 à Janvier 1898

113 enfants, dont :

31 allaitem^t maternel	27,51 %,	mortalité :	1, soit	3,22 %
46 —	mixte 40,70 %,	—	7, —	15,43 %
36 —	artificiel 31,86 %,	—	6, —	16,66 %

Dans le XIe arrondissement, du 1er janvier 1895 au 1er janvier 1896, sur 3,482 enfants de 0 à 2 ans, il en est mort 544, soit 15,62 %, alors que notre mortalité est de 14 pour 113 enfants, soit 12,39 %.

Année 1898

Enfants admis : 115, dont :

34 sein	....	29,58 %
23 mixte..	....	20 %
58 artificiel	....	50,44 %

Décès 21, soit 18,27 %.

Année 1899

Enfants admis : 164, dont :

56 sein	34,15 %,	mortalité 3, soit	5,26 %
34 mixte	20,73 %.	— 2, —	7,40 %
74 artificiel	45,12 %,	— 12, —	15 %

Décès 17, soit 10,36 %.

Année 1900

Enfants admis : 205, dont :

60 sein	29,27 %,	mortalité 2, soit	3,33 %
63 mixte	30,73 %,	— 8, —	12,7 %
82 artificiel	40 %,	— 11, —	13,4 %

Décès 21, soit 10,24 %.

Année 1901

Enfants admis : 221, dont :

65 sein	28,41 %,	mortalité 2, soit	3 %
71 mixte	32,12 %,	— 5, —	7 %
85 artificiel	38,46 %,	— 9, —	10,5 %

Décès 16, soit 7,24 %.

e) Consultation de nourrissons de la rue Ordener
(Dr Bois), *de 1898 à 1902.* (119)

Année 1898

Enfants admis ; 59, dont :

20 sein	33,9 %,	mortalité 0, soit 0	
24 mixte	40,68 %,	— 2, —	8,33 %
15 artificiel	25,43 %.	— 7, — 46	%

Décès 9, soit 15,25 %.

Année 1899

Enfants admis : 154, dont :

    49 sein   31,82 %, mortalité 2, soit   1,58 %
    72 mixte   46,75 %,   —   8, —   11   %
    33 artificiel 21,42 %,   —   3, —   9,9 %

Décès 13, soit   7,79 %.

Année 1900

Enfants admis : 220, dont :

    63 sein   28,64 %, mortalité 1, soit   1,58 %
    76 mixte   34,55 %,   —   10, —   13,21 %
    81 artificiel 36,82 %,   —   15, —   18,51 %

Décès 26, soit   11,81 %.

Année 1901

Enfants admis : 251, dont :

    91 sein   36,26 %, mortalité 2, soit   2,19 %
    48 mixte   19,12 %,   —   6, —   12,50 %
    112 artificiel 44,62 %,   —   17, —   15,17 %

Décès 25, soit   10   %.

f) Consultation de nourrissons de la Maternité, (D^{r}PORAK)
en 1901. (345)

Enfants admis : 139, dont :

    54 sein .... 38,85 %
    20 mixte secondairement .... 14,39 %
    20 artificiel secondairement....... 14,39 %
    50 artificiel d'emblée............. 35,97 %

Morbidité digestive : 16 cas de constipation habituelle,
dont 3 au sein et 13 à l'allaitement artificiel (lait stérilisé).

M. Porak signale de la paresse intestinale chez un grand nombre d'enfants nourris au lait stérilisé.

Mortalité par gastro-entérite : o, tandis qu'en ville la gastro-entérite a causé, au cours des mois de Juin, Juillet et Août, plus de 40 % de la mortalité infantile totale de o à 1 an.

Mortalité par autres causes : 4 (broncho-pneumonie), soit 2,88 %.

C. *Consultation de nourrissons de l'Hôpital Tenon,*
(Dr Boissard).

de 1900 à 1902 (*)

Enfants présentés : 112, dont :
46 sein.
4 sein, puis allaitement mixte.
3 —   —   — puis allaitement artificiel.
15 allaitement mixte d'emblée.
6 —   — puis allaitement artificiel.
38 allaitement artificiel d'emblée.

Ou plus simplement :

Sein exclusif.........................
Sein, puis allaitements mixte et artificiel
Allaitements mixte d'emblée, puis artificiel ....
} 74, soit 66,07 %

Artificiel d'emblée .... 38, soit 33,93 %

Mortalité connue : 7, dont : 1 enfant au sein (jumeau débile), 1 enfant à l'allaitement mixte (méningite tuberculeuse), soit, ensemble, 28,57 pour 100 décès ; 5 enfants

---

(*) Nous remercions notre maître, M. Boissard, de nous avoir permis de publier ces renseignements, inédits jusqu'alors : nous nous proposons de revenir plus longuement, dans un travail ultérieur, sur le genre de clientèle, le fonctionnement et les statistiques de cette Consultation.

à l'allaitement artificiel (broncho-pneumonie : 2, gastro-entérite : 3), soit 71,43 pour 100 décès.

Des 3 enfants morts de gastro-entérite (42,87 pour 100 décès) : 1 a contracté cette affection en nourrice et a été amené trop tard à la Consultation.

1, confié tout le jour par sa mère aux soins d'une fillette de 12 ans, était nourri contre toute espèce de règle sensée (il recevait notamment du lait de crèmerie), malgré les observations répétées de M. Boissard, en outre de la ration de lait stérilisé que lui donnait la Consultation.

1, hérédo-spécifique et débile, a été amené malade à la Consultation : il a succombé très rapidement.

h) Consultation de nourrissons de l'Hôpital des Enfants, à Bordeaux, en 1899 (Dr ROUSSEAU-DE-St-PHILIPPE), *en 1900,* (Dr QUINTRIE). (325)

Année 1899

Enfants admis : 493, dont :

279 sein	56,59 %
166 mixte	33,67 %
48 artificiel	9,74 %

Mortalité par gastro-entérite 21, soit 4,4 %.

Année 1900

Enfants admis : 495, dont :

399 sein	80,61 %
54 mixte	12,95 %
42 artificiel	8,57 %

Mortalité par gastro-entérite 11, soit 2,2 %.

Par la lecture des quelques renseignements statistiques que nous avons rapportés, il est facile de se rendre compte que la proportion d'enfants mis à l'allaitement au sein, à l'allaitement mixte et à l'allaitement artificiel, varie d'une Consultation à une autre, et cela, dans des proportions parfois considérables. Qu'est-ce à dire?

On a voulu conclure, de ces constatations, que certaines Consultations encourageaient l'allaitement artificiel, au détriment de l'allaitement au sein. Ainsi formulée, cette opinion est, croyons-nous, tout à fait inexacte.

Il faut tenir compte, en effet, des conditions entièrement différentes dans lesquelles se trouvent ces organisations. A la Consultation de nourrissons de la Clinique Tarnier, par exemple, la proportion d'allaitement au sein et d'allaitement mixte est de 94 o/o (89). Quoi d'étonnant à cela, quand on songe que cette Consultation est réservée aux enfants des femmes accouchées dans le service du P⋅ Budin; ces femmes, qui ont nourri leur enfant durant le temps qu'elles ont passé à l'hôpital; qu'on a habituées pendant 10 jours à cette idée que toute mère peut et doit nourrir son enfant; qui ont pu voir par la courbe de poids de leur propre enfant et de ceux de leurs voisines de salle, tous nourris par leur mère, combien merveilleusement croissent les enfants élevés au sein; ces femmes, disons-nous, ont contracté l'habitude de nourrir; le plus difficile est obtenu : elles ont commencé, elles continueront. Hâtons-nous, toutefois, d'ajouter qu'assez nombreuses, probablement, seraient les mères qui renonceraient à nourrir leur enfant, sitôt sorties de l'hôpital, si M. Budin avec une ardeur infatigable, ne luttait auprès de ces femmes, à la Consultation du vendredi, pour les obliger, presque malgré elles, à continuer l'allaitement.

Cette proportion peut-elle être aussi élevée dans un Dispensaire? Evidemment non. La clientèle des Dispensaires se compose, en grande partie, d'enfants qu'on apporte malades, le plus souvent, âgés de plusieurs mois et déjà sevrés depuis longtemps. Les mères n'ont plus de lait... Force est bien de recourir à l'allaitement artificiel intégral. Les conditions, on le voit, sont tout autres.

Beaucoup de femmes, lorsqu'elles ont assez de lait pour nourrir leur enfant, estiment qu'il est inutile pour elles de porter leur enfant à une Consultation de nourrissons, puisqu'il se porte bien, et qu'elles n'ont pas la raison du lait à y aller prendre, Elles préfèrent rester chez elles, à travailler, et ne conduire leur enfant à la Consultation que s'il est malade. C'est ainsi que dans le quartier de l'hôpital Tenon, beaucoup de femmes, qui nourrissent au sein avec succès, ne viennent pas longtemps à la Consultation du Dr Boissard. Les plus zélées, les plus convaincues, seules, viennent tous les quinze jours, et même tous les mardis, pour faire peser leur enfant et recevoir des conseils.

Sur 46 femmes venues à la Consultation de nourrissons de l'hôpital Tenon, de 1900 à 1902, et ayant, au moment de l'examen, suffisamment de lait *pour nourrir seules* leurs enfants, ou les ayant nourris *exclusivement au sein*, durant le temps qu'elles ont fréquenté la Consultation :

22 ont suivi la Consultation moins de 1 mois, soit 43,83 °/₀,
14 — — de 1 à 2 — — 3o,43 °/₀,
5 — — de 3 à 4 — — 10,87 °/₀,
2 — — de 7 à 8 — — 4,35 °/₀,
3 — — de 9 à 12 — — 6,52 °/₀,

encore l'une de ces dernières n'a-t-elle présenté son enfant que 4 fois en 1 an ! Si on l'excepte, la proportion se trouve réduite à 4,35 °/₀.

Sur les 22 femmes — *mères-nourrices suffisantes* — ayant suivi la Consultation moins de 1 mois ;

6 sont venues avec l'espoir qu'une demande de mise à l'allaitement artificiel serait accueillie favorablement : leur espoir ayant été déçu, elles ne se sont pas souciées d'essuyer un second refus, et n'ont pas reparu à la Consultation ;

5 ont renouvelé une seconde fois leur tentative — sans plus de succès, d'ailleurs — et se sont alors définitivement retirées ;

6 se sont présentées 3 fois, 5 autres se sont présentées 4 fois : comme leurs enfants croissaient normalement, elles ne sont plus revenues :

14 femmes ont prolongé l'expérience un peu plus longtemps, de 1 à 2 mois, avant de cesser de venir.

« Tandis que les femmes qui fréquentent les Consultations des Maternités, écrit Vilderman (429), amènent leurs enfants *spontanément*, ce qui prouve bien le vif intérêt qu'elles leur portent, et le sincère désir qu'elles ont de recevoir des conseils utiles, nos femmes, à nous, ne viennent que *forcées* pour pouvoir toucher leur secours d'allaitement, et dès qu'on leur supprime leur secours, elles ne viennent plus, ou bien rarement. »

Nombreux sont les médecins qui, loin de voir de gros inconvénients à cette abstention des mères-nourrices, estiment qu'il est au moins inutile de faire venir aux Consultations les enfants nourris au sein.

A la suite du Pr Budin, nous sommes loin de partager leur avis. Notre ami, le Dr Briens, dans sa thèse faite dans le service du Pr Budin (59), résume ainsi l'opinion, sur ce point, de notre Maître commun :

« Il ne faut pas croire qu'il suffise d'élever un enfant au sein pour qu'il se porte bien. L'allaitement au sein a besoin d'être surveillé d'une façon très attentive par un médecin très expérimenté.

» La mère qui nourrit son enfant, abandonnée à elle-même, sans conseils, court de grands risques de voir son nourrisson présenter des accidents parfois si graves qu'ils peuvent entraîner la mort. »

Sans doute, la gastro-entérite est infiniment moins fréquente chez les enfants nourris au sein, ce qui justifie, en partie, l'opinion des médecins cités plus haut; elle n'en existe pas moins cependant. Nous ne ferons ici qu'en citer les principales causes : tétées trop rapprochées, tétées trop copieuses, trop grande richesse du lait en principes nutritifs.

Or, de ces trois causes capitales, la première se rencontre constamment — nous avons insisté, sur ce point, au début de notre thèse.

La trop grande valeur nutritive du lait chez certaines femmes, est chose bien connue. Nous avons vu à Tarnier une femme très intéressante à ce point de vue, dont le lait contenait 68 grammes de beurre par litre, au lieu de la moyenne 38.

L'enfant ne cessa de présenter de la diarrhée qu'à partir du moment où il ne resta plus, à chaque tétée, que deux minutes au sein de sa mère.

M. Marfan, dans sa belle monographie sur les gastro-entérites des nourrissons (282), en cite, en passant, trois autres observations. « Deux enfants suivis par M. Guiraud, à la Consultation du D^r St-Philippe (de Bordeaux), l'un âgé de 38 jours, l'autre de deux mois et demi, élevés au sein par des mères bien portantes, étaient atteints de diarrhée verte persistante et d'amaigrissement ; l'analyse montra que le lait renfer-fermait dans un cas 5o gr. 8o de beurre et dans l'autre 59 gr. par litre. Jemma, cité par Marfan, a observé un fait analogue : le lait renfermait 6o gr. par litre. Ces diarrhées sont considérées par M. Budin, M. Guiraud et Jemma, et d'autres auteurs, comme la conséquence de l'excès des principes gras du lait. Nous savons bien que cette interprétation n'est pas à l'abri de la critique, puisque Doyère a vu le beurre s'élever, dans un cas, jusqu'à 76 grammes par litre, sans que les enfants présentassent le moindre trouble. Que ce point soit encore controversé, peu nous importe pour la défense de l'opinion que nous soutenons en ce moment; nous ne voulons retenir de ces observations que cette constatation : des enfants nourris au sein présentent quelquefois des troubles gastro-intestinaux des plus sérieux.

Quant à la suralimentation par la trop grande abondance du lait maternel, elle est établie par un très grand nombre d'observations ; en voici une. absolument typique, que M. Budin a rapportée, en juillet dernier, dans une réunion de sociétés savantes (89) :

« L'enfant T., n° 1893 du registre de la Consultation de nourrissons de la Clinique Tarnier), né le 8 octobre 1901, quitte la Clinique le 20 octobre : il pèse alors 4,590 grammes. Le 10 février 1902, il a 17 gardes-robes dans la journée ; les selles sont vertes. Il est mis à la diète hydrique pendant 2 jours. Je le revois le 14, il a diminué de 200 grammes et la diarrhée persiste. La sécrétion lactée était très abondante chez la mère et l'enfant prenait beaucoup trop. J'attribuai ses troubles digestifs à la suralimentation et je conseillai de ne le laisser que 2 minutes au sein. Le 21, la diarrhée était beaucoup moindre ; les selles étaient meilleures et l'enfant avait gagné 40 grammes dans sa semaine. Le 10 mars, il avait augmenté de 130 gr. et les accidents intestinaux avaient disparus. La mère le laissé alors cinq minutes au sein, il augmente de 200 grammes en 4 jours, mais la diarrhée recommence. Je réduis à trois minutes la durée de la tétée, les accidents cessent et l'enfant augmente de 80 grammes en 7 jours. Les semaines suivantes, l'augmentation est de 190 et de 120 grammes. Le 11 avril, nouvel écart de régime suivi de nouveaux accidents. Du 4 au 11 avril, l'enfant avait augmenté de 260 grammes. Mieux réglé, le nourrisson guérit rapidement. »

Il ne faut pas croire que sont synonymes les expressions : grande abondance de lait et alimentation trop riche. Certaines femmes ont une sécrétion lactée extrêmement abondante, et cependant la teneur en principes gras du lait de ces femmes, atteintes d'une véritable galactorrhée, n'est que de 20, 15 et parfois même de 10 grammes par litre. L'enfant présente de la diarrhée et, malgré la grande quantité de lait absorbé, il est nourri insuffisamment. On comprend, dès lors, toute l'importance de l'intervention du médecin.

Voilà suffisamment démontrée, à notre avis, la nécessité de faire venir les mères-nourrices aux Consultations, et la parenthèse peut être fermée.

Pour comprendre la grande proportion d'allaitement artificiel de certaines Consultations, qu'on songe encore à la misère, à la détresse profonde d'un très grand nombre de mères. L'abbé Lamy a écrit : « Un grand nombre de femmes, à Rouen, n'ayant d'autres moyens d'existence que la confection, sont obligées de travailler 10 à 12 heures pour arriver à gagner 60, 50 et même 40 centimes par jour. » Et M. Brunon n'a que trop raison de conclure, après avoir rapporté cette phrase dans son rapport de 1901 sur le fonctionnement de la Goutte de Lait de Rouen (64) : « Il y aurait cruauté, et il y a impossibilité, à faire nourrir une femme dans ces conditions. »

Qu'on songe aux exigences inéluctables qu'implique la nécessité de vivre, au nombre d'emplois, de fonctions, de métiers, de « places » en un mot, qui ne permettent pas aux femmes d'être mères jusqu'au bout ! N'avons-nous pas publié plus haut une statistique de natalité qui montre que le tiers des mères de Lille sont obligées, dès qu'elles sont en état de reprendre leur travail, de regagner l'usine ou l'atelier?

Voilà des raisons d'une indiscutable valeur, qui rendent l'allaitement artificiel souvent impossible à éviter : nous ne pouvons admettre toutefois qu'elles suffisent toujours à le légitimer.

Qu'il nous soit permis, après avoir pris un instant la défense des Consultations de nourrissons existantes, de nous transformer en accusateur, non que nous pensions que quelques consultations font ce qu'elles ne devraient pas faire, mais parce que nous pensons qu'elles pourraient s'approcher encore davantage de la perfection.

Nous ne faisons, d'ailleurs, en cela, que suivre l'exemple qui nous est donné par le Dr Bresset : M. Bresset, qui dirige avec une rare compétence la Consultation de nourrissons du Dispensaire de la rue Oudinot, dit en effet : « Le reproche qu'on a fait aux Dispensaires de favoriser l'allaitement artificiel n'est pas immérité, car on y accorde trop facilement du lait stérilisé. C'est ainsi que, quand j'ai pris la direction du Dispensaire du VIIe arrondissement, au mois d'août 1901, la situation était la suivante :

```
Enfants au sein . . . . . . . . .    o
   —    à l'allaitement mixte. .    5   13 o/o
   —           —        artificiel  21  58 o/o
   —    sevrés . . . . . . . . . .  10  27 o/o »
```

Son accusation est moins timide que la nôtre.

Pour défendre sa proportion d'allaitement artificiel, M. Bresset continue :

« Si la proportion d'allaitement artificiel qui est

de 18 o/o pour les enfants de 1 à 6 mois, s'élève à 44 o/o chez ceux de 6 mois à un an, et à 53,2 o/o chez ceux de un à deux ans, la cause en est, qu'aux Dispensaires, on reçoit des transfuges des Consultations de nourrissons des hôpitaux, déjà sevrés depuis longtemps ».

Mais il ajoute :

« Tout en surveillant, et en menant à bien l'allaitement artificiel de ces petits transfuges, j'ai pu montrer aux mères la faute qu'elles avaient commise en sevrant leur enfant, et obtenir dans sept cas sur huit, l'allaitement au sein de la sœur ou du frère cadet ». (55)

Lorsqu'une mère de la classe ouvrière, pouvant nourrir, vient solliciter l'admission de son enfant à l'allaitement artificiel, — ou mixte tout au moins — le médecin-directeur ne pourrait-il résister plus longtemps qu'il ne le fait à la demande de cette mère, au besoin refuser formellement de l'accueillir? Nous savons, malheureusement, quelle réponse on peut faire à cette réflexion : Si nous refusons la porte de notre Goutte de Lait à cette mère, nous ne l'empêcherons pas, le plus souvent, de mettre son idée à exécution, et le résultat obtenu sera celui-ci : cet enfant au lieu d'être élevé artificiellement avec du bon lait, et d'être bien surveillé, recevra un lait défectueux, administré d'une façon plus défectueuse encore (1). Nous ne comprenons que trop la valeur

_____

(1) Il est des femmes qui se font réellement une idée extraordinaire des Consultations de nourrissons qu'elles fréquentent. Elles s'y croient aussi maîtresses — plus peut-être — que chez

de cette réponse, mais nous verrons dans un instant s'il ne serait pas possible, dans certains cas, de tourner la difficulté.

Au lieu d'une ouvrière, supposons maintenant qu'une femme aisée, ou riche, plutôt que de recourir à une nourrice mercenaire, par snobisme ou pour tout autre motif, demande à apporter son enfant à la Goutte de Lait ; (le cas est assez fréquent dans certaines Gouttes de Lait normandes, par exemple, pour qu'on puisse s'arrêter un instant à le considérer). Le médecin, ne pourrait-il se raidir contre les prétentions de certaines de ces dames, d'exiger l'admission de leurs enfants, sous prétexte qu'elles paieront un franc la ration de lait quotidienne de leur enfant, et obtenir que ces mères nourrissent au sein leurs enfants ? Nous savons bien ce qui nous sera répondu : « Pouvons nous aller contre l'usage, la convention, contre la couturière, la corsetière, ces deux reines d'industrie dont les femmes sont les humbles sujettes » (284), contre les parents, les amies, et contre les maris aussi ? Ces mères ont essayé de nourrir leurs enfants, disent-ils, et la tentative n'a pas été couronnée de succès. »

---

elles. Quelques unes, bien que nourrissant avec succès leur enfant, décident un beau jour qu'elles lui donneront désormais du lait stérilisé. Elles s'imaginent que l'expression de leur volonté, est pour le médecin l'ordre formel d'obéir. Le médecin ne cède pas souvent, que nous sachions, aussi le *punissent*-elles de son refus en ne ramenant plus leur enfant.

Sur 114 femmes inscrites à sa Consultation de nourrissons, du 1ᵉʳ avril 1901 au 1ᵉʳ avril 1902, M. Dubrizay père, en cite 18 qui ont, pour ce motif, cessé de ramener leurs enfants.

11 femmes, nous l'avons dit plus haut, ont agi de même, à la Consultation de nourrissons du Dʳ Boissard, de 1900 à 1902.

Nous sommes obligés de reconnaître notre infério-
rité notoire, devant des adversaires aussi nombreux et
aussi redoutables. Nous savons pourtant ce que valent
ces tentatives d'allaitement : la plupart du temps
elles ne sont pas sérieuses; aux premières difficultés,
ces mères ont recours au biberon ou abandonnent
leurs enfants aux soins d'une nourrice mercenaire,
d'une de ces femmes, comme le dit M. Variot, (405)
« que l'on affuble de costumes plus ou moins rus-
tiques, que l'on enrubanne, et que l'on exhibe
comme des animaux de luxe ». D'autres mères aussi,
ne renouvellent pas cette tentative pour leurs enfants
ultérieurs.

Peut-être le médecin pourrait-il citer à ces mères de
pacotille ces mordantes paroles de Laurent Joubert :
« Pensez-vous que la nature oyt donné aux femmes
des mamelles pour ornement de leur poictrine
et non pour nourrir leurs enfans? Ne sont-ce pas
femmes prodigieuses, celles qui travaillent à tarir et
estaindre cette très sacrée fontaine du corps, nourrice
du genre humain, et mesmement avec danger de leur
personne, à cause du retour et de la production du
lait.

« Si ces femmes savaient quel plaisir il y a à nourrir
ses enfans, duquel jouyssent leurs nourrices, elles se
louëroyent plus tôt à nourrir les enfans d'autrui que
de quitter les leurs. ».

La facétie serait probablement jugée d'un goût
douteux : il est malheureusement bien des occasions
où la vérité ne doit pas être dite crûment, quelle
qu'envie qu'on en ait !

Que faire alors? Céder à une demande que rien, le plus souvent, ne justifie? La chose est tentante, d'autant que le budget d'une Goutte de Lait est souvent si chargé. Eh bien! non! Il faut refuser d'accueillir favorablement ces mères coupables. On a parlé assez, ce nous semble, des Droits de l'Homme que nos pères nous ont conquis, pour qu'on commence enfin à affirmer les Droits de l'Enfant, avec lesquels on en prend vraiment trop à son aise. Avec les mères aisées, on peut se montrer plus énergique : si les efforts auprès d'elles sont tentés en pure perte, leur enfant, du moins, pâtira moins que l'enfant pauvre. Dans bien des cas, nous en avons la conviction, les efforts de persuasion du médecin porteraient leurs fruits ; le médecin aurait la grande satisfaction d'un devoir bien rempli : un seul succès compenserait largement plusieurs batailles perdues.

Pour les mères riches qui « peuvent » nourrir, la cause est pour nous entendue : elles nourriront leurs enfants ou ne franchiront pas le seuil de la Consultation.

Mais comment faire pour permettre aux travailleuses de donner le sein à leurs enfants, lorsqu'elles en sont capables et qu'elles le désirent?

Il faudrait les aider, matériellement parlant : œuvre de charité, de mutualité, les Consultations de nourrissons, au lieu de fournir du lait, pourraient donner une aumône, sous quelle que forme qu'on la masque.

Voici le procédé employé par le Dr Vildermann (429) :

« C'est l'allaitement au sein qu'il faut encourager de toutes façons, et c'est ce que je fais pour ma part, en donnant aux mères-nourrices des toniques, et au besoin du lait, comme supplément de nourriture, et comme galactologue; car le lait, à la dose de 1500 à 2000 grammes par jour, agit quelquefois comme un véritable galactologue; il en est ainsi, du moins, dans notre clientèle particulièrement pauvre et mal nourrie. »

Au Dispensaire de la rue Jean Lantier, voici ce que fait M. Dubrizay père (160). « Pour encourager les femmes à nourrir, on a l'habitude, au Dispensaire, de faire prendre tous les matins, aux femmes qui allaitent, un repas composé de potage et de poudre de viande.

« Les femmes du Dispensaire du IVe arrondissement de Rouen, dit M. Budin (86), étaient engagées fortement par les Drs Panel et Bouju à donner le sein à l'enfant qui devait leur naître. Celles-ci objectaient qu'elles n'avaient aucun avantage à donner le sein, puisqu'on leur fournissait gratuitement le lait stérilisé.

« Mais sur la demande du Dr Panel, l'Administration de la ville de Rouen a consenti à laisser distribuer des bons de viande aux mères qui nourrissent. Trois livres de viande par semaine coûtent moins que le lait stérilisé et sont mieux appréciés dans les familles ouvrières. De plus des primes de 20 fr. et de 10 fr. sont accordées aux mères qui ont donné de bons soins.

« En agissant ainsi, le Dr Panel, qui n'avait antérieurement qu'une dizaine de femmes nourrissant au sein, en a eu, en 1900, 109 sur 222 (19 ont employé l'allaitement mixte et 94 l'allaitement artificiel). »

A la Goutte de Lait du Dr Levraud, à Saumur, les femmes qui font l'allaitement artificiel doivent payer le lait qu'elles reçoivent, tandis qu'il est accordé, au contraire, une rétribution aux mères qui donnent le sein. Ces mères reçoivent 3 fr. à chaque pesée, c'est-à-dire tous les 15 jours, si l'enfant a augmenté, s'il est propre et bien soigné. Ainsi Levraud « paie les nourrices et fait payer les biberons. »

« Nous avons ainsi, dit-il (263), la conviction d'engager, par l'appât du gain, quelques femmes que nous payons à ne pas recourir aux facilités d'un allaitement artificiel qui leur coûterait, en dépense, une somme d'argent sensiblement équivalente à celle acquise, en bénéfice, par un acte, naturel il est vrai, mais dont se désintéresse progressivement la majorité des mères. »

Voici du fonctionnement de l'Œuvre de la Maternité, qu'a fondée à Nancy le Pr Hergott, ce que nous voulons retenir à l'appui de la thèse que nous défendons ici; (210) : « Les femmes qui ont accouché à la Maternité reviennent un mois après leurs sortie, à un jour déterminé. On pèse leur enfant, on compare son poids avec celui qu'il avait 4 semaines auparavant, et on donne une gratification, variable suivant l'augmentation obtenue, la manière dont les enfants sont soignés, et suivant le nombre des enfants précédents.

Cette gratification représente une moyenne de 13 fr. 30 par kilogramme d'augmentation. »

Voici, appréciées par le Pr Hergott, les conséquences de cette charité intelligente et non humiliante : « Le nombre des mères allaitant leur enfant, qui fréquentent l'Œuvre, s'est notablement accrû, et cet allaitement que nos gratifications encouragent, diminuera certainement l'effroyable léthalité des nouveau-nés élevés au biberon.

« Bien plus, nous n'ignorons pas avec quelle facilité la mère, peu après l'accouchement, se sépare parfois de cet enfant, qui, bien souvent, hélas ! est un obstacle à l'obtention d'une place sans laquelle elle ne pourra vivre. Cet abandon ne se fera plus quand elle sera habituée à soigner et à nourrir cet enfant auquel on aura laissé le temps de sourire. Elle s'efforcera, au contraire, de conserver et de nourrir celui dont la naissance n'avait d'abord que souligné la difficulté de vivre.

« On le voit, cette gratification que donne l'Œuvre de la Maternité, fait plus que de venir en aide à la mère, elle sauve l'enfant, en permettant chez la femme l'éclosion des sentiments maternels. »

Mais pour mener à bien une telle œuvre, il faut du temps, des auxiliaires pour visiter les mères et mener les enquêtes, enfin et surtout, non seulement de l'argent, mais beaucoup d'argent. Voilà trois grandes raisons — et il en est bien d'autres, — qui font hésiter et reculer les médecins désireux de créer une Consultation de nourrissons.

C'est pour remédier, dans une certaine mesure, à cet obstacle matériel, jugé à juste titre infranchissable par beaucoup de bonnes volontés, que nous avons songé à proposer la Consultation Individuelle de nourrissons. C'est à son organisation matérielle et à son fonctionnement que nous consacrerons la dernière partie de notre Thèse.

Mais avant de commencer cette étude, nous tenons comme à l'accomplissement d'un devoir sacré, à joindre notre très respectueux et reconnaissant hommage, à ceux que d'autres, avant nous, et parmi les plus éminents, ont adressé à l'homme de cœur qui, le premier, préconisa la Consultation des nourrissons, et en tenta le premier la mise en pratique. Qui ne sait les difficultés sans nombre que rencontra le Pr Budin, à l'origine, mais dont vint à bout sa courageuse et généreuse tenacité?

Après avoir organisé la Consultation de la Charité, — la première en date, quoi qu'on ait pu et puisse écrire — il créa celles de la Maternité et celle de la Clinique Tarnier. Ces trois Consultations ont vu bientôt la naissance de sœurs cadettes, en de nombreux points de la capitale.

De semblables organisations ne tardèrent pas à germer en différents points de la province, sœurs cadettes, elles aussi, de la « Goutte de Lait » qu'à Fécamp, le premier en province, un ancien interne des Hôpitaux de Nancy, le Dr Dufour, créa et sut faire vivre et prospérer.

Ainsi le Pr Budin, à Paris, et quelques années plus tard, le Dr Dufour, en province, à l'insu l'un de l'autre, ont été les promoteurs infatigables d'une idée admirable qui devait révolutionner la Puériculture.

Leurs noms doivent être associés dans le pieux hommage que leur doivent bien la reconnaissance attendrie des mères et des enfants et l'Humanité tout entière.

CHAPITRE III

La Puériculture
et la Pratique médicale :
La consultation individuelle de nourrissons.

I

Définition et but de la Consultation Individuelle

« Pauca sed bene »

Nous devons nous expliquer tout d'abord sur le choix du titre que nous avons arrêté pour désigner l'organisme dont nous allons exposer le projet.

Pourquoi Consultation de nourrissons ?

Pourquoi consultation Individuelle ?

1° Pourquoi Consultation de nourrissons et non Goutte de Lait ?

Cette question semble, au premier abord, d'une importance tellement minime qu'il parait au moins futile d'y répondre ; tel était notre avis, avant d'avoir pris connaissance d'un travail important, publié assez récemment dans la *Revue scientifique* (423) : son apparition nous oblige à défendre et à justifier notre titre.

M. Variot estime inutile d'employer les deux termes : Consultation de nourrissons et Goutte de Lait ; il préfère n'employer qu'un même terme qu'il fait suivre d'un qualificatif : la Consultation de nourrissons est ce qu'il appelle une « Goutte de Lait d'accoucheur » ; la Goutte de Lait est une « Goutte de Lait médicale ».

Nous ne croyons pas pouvoir nous ranger à cet avis et voici pourquoi :

A la « Goutte de Lait médicale » que fait-on ? Quelles que soient les raisons plus ou moins valables invoquées pour justifier cette manière de faire, outre les conseils, on donne aux mères du lait pour élever leurs enfants ; mais, dans les « Gouttes de Lait d'accoucheurs », le lait et les conseils ne sont-ils pas aussi distribués et donnés par des médecins, au sens général du mot ? Le terme '' médecin '' ne peut être entendu ici, à notre avis, que dans son sens général, car nous ne concevons pas, en ce qui concerne l'hygiène et la thérapeutique du tube digestif des nourrissons, que les soins donnés par les accoucheurs peuvent différer de ceux que ces mêmes enfants recevraient des médecins, au sens particulier et spécial de ce mot. Dès lors, quelle valeur différentielle peut-on attribuer au qualificatif « médical » ?

Voici d'après M. Variot, les caractères distinctifs des deux « espèces » de « Gouttes de Lait » :

« Dans ces Consultations hebdomadaires, avec distribution de lait stérilisé, dit-il, en parlant des « Gouttes de Lait d'accoucheurs », les accoucheurs

n'admettent que des enfants sains, nés, dans leurs salles, et, par conséquent, n'ayant jamais échappé à leur surveillance. Ces conditions spéciales et le fait que 70 o/o des enfants sont allaités au sein, ou reçoivent l'allaitement mixte, en outre, le roulement très rapide des nourrissons qui se renouvellent tous les deux ou trois mois dans les « Gouttes de Lait des accoucheurs » expliquent le taux très peu élevé de la mortalité obtenue par MM. Budin, Maygrier, etc.

« Dans la « Goutte de Lait » de Belleville et dans celles de MM. Raimondi et Bresset qui fonctionnent d'une manière similaire, et qui sont fréquentées par plus de 300 nourrissons, nous prenons les enfants tels qu'on nous les apporte, atrophiques le plus souvent ».

L'opposition sur tous les points est formelle : nous devons voir si elle est justifiée.

1º Bien que, en théorie, puissent seuls être admis à la Consultation de nourrissons de l'hôpital Tenon, les enfants nés à la maternité de cet hôpital, en réalité, par commisération, quelques enfants malades, nés hors de l'hôpital, y sont reçus également.

2º De même qu'à la Consultation de l'hôpital Tenon, nous avons vu admettre, malades, à la Consultation de la Clinique Tarnier, des enfants — nés à la Clinique Tarnier, il est vrai — mais placés en nourrice en province, et que, pour cette raison, les mères présentaient à la consultation pour la première fois, bien qu'ils fussent, souvent, âgés déjà de plusieurs mois.

Voilà, ce nous semble, des enfants qui ont échappé assez longtemps — trop longtemps, nous permettra-t-on de dire — à la surveillance de ceux qui les ont mis au monde.

3° Dans la statistique de la Consultation de nourrissons de la Clinique Tarnier, en 1901, on voit que 132 enfants ont suivi la Consultation pendant plus de 14 mois. Dès lors, peut-on parler du « roulement très rapide des nourrissons qui se succèdent tous les deux ou trois mois dans les « Gouttes de Lait d'accoucheurs » ?

4° « 70 % des enfants sont allaités au sein, ou reçoivent l'allaitement mixte. » Cette proportion est, dans quelques cas, bien au-dessous de la réalité, puisqu'à la consultation de la Clinique Tarnier, en 1898, 60 % des enfants étaient allaités exclusivement au sein, 34 % avaient pris dans le sein de leur mère tout ce qu'il était capable de fournir, soit un total de 94 % d'enfants allaités par leur mère.

Des différences établies entre les « Gouttes de Lait d'accoucheurs » et les « Gouttes de Lait médicales » nous ne pouvons donc laisser subsister que ceci : la proportion d'allaitement au sein maternel dans les « Gouttes de Lait d'accoucheurs », véritables Consultations Individuelles de nourrissons, est supérieure, et parfois de beaucoup, à celle des « Gouttes de Lait médicales » ; le taux de la mortalité, en conséquence, est très peu élevée dans les premières, alors que dans certaines « Goutes de Lait médicales » il atteint 25 %.

Loin de voir là une différence d'espèces, il nous semble qu'on pourrait bien plutôt y voir une différence de genre : dans le 1er cas, on conseille surtout les mères-nourrices parce qu'on encourage, à force, et qu'on récompense l'allaitement au sein, et l'on ne surveille, en conséquence, que très peu d'enfants mis à l'allaitement artificiel ; dans le 2ᵉ cas, la proportion est inversée.

Le 1ᵉʳ organisme n'est donc pas à proprement parler une Goutte de Lait, puisqu'on n'y distribue presque pas de lait : c'est uneConsultation pour les enfants nourris au sein par leur mère, *pour les nourrissons*, au sens vrai du mot. La dénomination de Consultation de nourrissons, créée par M. Budin, est donc parfaitement justifiée, et l'on peut avancer qu'il paraît difficile de trouver une expression plus appropriée.

Le 2ᵉ organisme est véritablement une « Goutte de Lait » puisque son but essentiel est de distribuer du lait, en même temps que des conseils, et le Dʳ Dufour, créateur de l'expression, ne pouvait vraiment faire un choix plus heureux.

Cette classification est soutenable, en théorie, mais on ne peut la conserver en pratique Dans la pratique, ces organisations seront à la fois des Consultations de nourrissons et des Gouttes de Lait. Il est à craindre, que, dans quelques cas, elles ne soient plus des Gouttes de Lait que des Consultations de nourrissons, car les exigences sociales sont là, contre lesquelles nous ne pouvons que peu de choses, et l'allaitement au sein est considéré de plus en plus comme une pratique devenue inutile, depuis la découverte du lait stérilisé.

Néanmoins, nous donnerons à notre organisme le nom de Consultation de nourrissons ; car, quelles que soient les difficultés que nous rencontrerons, — il y en aura beaucoup d'insurmontables, nous ne le prévoyons que trop — nous ferons tous nos efforts pour entretenir et, si possible, raffermir chez les femmes qui nous amèneront leurs enfants, l'habitude de nourrir au sein.

Pour tendre vers ce but, comme nous aurons l'occasion de le dire par la suite, nous donnerons une liberté plus grande aux mères nourrices, en ne les convoquant avec leurs enfants que tous les 15 jours, tandis que les autres devront venir tous les 8 jours : la sécurité relative assez grande que donne l'allaitement au sein nous autorise à agir ainsi.

Et d'autre part, c'est aux mères-nourrices, et aux mères-nourrices seules, qu'iront les récompenses dont nous serons heureux de pouvoir disposer.

Nous espérons, par ce moyen, maintenir dans la bonne voie nombre de mères capables de nourrir, mais que trop d'influences rendent hésitantes et finissent par détourner du devoir le plus sacré qu'une mère ait à remplir.

Pour l'allaitement au sein, qui fait, relativement, très peu de gastro-entérites, nous lutterons de toutes nos forces contre l'allaitement artificiel qui les cause presque toutes. Il est plus facile et plus sage de prévenir que de guérir !

2° Pourquoi Individuelle ?

Par l'expression Consultation Individuelle, que nous avons dû adopter faute de mieux, nous avons voulu indiquer qu'il serait désirable que *chaque médecin*

organisât *pour son compte* une Consultation de nourrissons. Nous avons indiqué ou laissé soupçonner
quelques uns des avantages que nous voyons à cette
multiplication des Consultations de nourrissons, et
partant à leurs petites dimensions : nous aurons dans
le cours de l'exposé du projet de Consultation qui va
suivre, l'occasion de donner quelques raisons qui s'y
trouveront mieux à leur place.

Le principal avantage que nous voyons à la Consultation Individuelle, c'est le nombre beaucoup plus
restreint d'enfants qui seront surveillés par chaque
médecin.

Nous n'avons trouvé que peu d'auteurs se plai-
gnant du nombre trop considérable d'enfants à examiner : cela se comprend aisément. Dans la plupart
des grandes Consultations et Gouttes de Lait, au
Dispensaire de Belleville, par exemple, la direction
médicale est assurée non par un seul, mais par plusieurs médecins qui se partagent la besogne. Il s'agit
alors, à vrai dire, de deux ou trois Consultations
qui se réunissent dans le même local, le même jour,
à la même heure. A la Consultation de la Clinique
Tarnier, Monsieur Budin, seul, dirige l'allaitement
des enfants : mais il est secondé admirablement, par
un personnel nombreux et très instruit, (médical notamment), infirmières, surveillantes, sage-femmes,
moniteurs, Chefs de Clinique — et souvent même
anciens Chefs de Clinique, — ce qui facilite d'autant
la besogne.

Il n'en est plus de même lorsque le médecin est
seul à s'occuper de toute cette foule d'enfants et de

mères. Aussi quelques médecins déplorent-ils que soit si grand le nombre d'enfants qu'ils ont à examiner. Le Dr Chavanne dit, en effet, (119) : « Pour que ces Consultations puissent donner des résultats satisfaisants, il est nécessaire d'insister sur la limitation du nombre des enfants appelés à en faire partie. Ce nombre ne doit pas excéder 40, tant à cause du nombre de bouteilles à stériliser par jour, que du temps nécessaire au médecin pour examiner soigneusement chaque enfant, en particulier, ce qui est une condition *sine qua non* de réussite. »

M. Vildermann (429) exprime la même opinion, à peu près dans les mêmes termes : « Que le nombre des enfants admis à chaque Consultation soit au maximum de 50 par séance, afin que le médecin puisse examiner réellement chaque enfant, et ne pas faire seulement une revue rapide et précipitée. »

La première des raisons invoquées par le Dr Chavanne se trouve justifiée par ces paroles de M. Brunon (64) : « En Juillet et Août 1901, dans un certain nombre de flacons, le lait s'est coagulé. Les femmes d'un caractère patient nous ont signalé le fait et nous leur en avons été reconnaissant. Les personnes timides se sont retirées sans se plaindre ; d'autres nous ont fait des reproches. Ce sont là des accidents très difficiles à éviter complètement dans la pratique. Il est impossible que sur 2000 flacons à laver, 2000 bouchons à brosser et 2000 rondelles à rincer (1), il

---

(1) A la « Goutte de Lait » de Rouen, on emploie le mode de bouchage dit de « Canette à bière ».

n'y ait pas, sur ces 6000 objets, quelques uns qui ne soient pas stérilisés suffisamment : de là l'accident du flacon où le lait tourne. »

Nous ne pouvions trouver un meilleur argument pour montrer la nécessité de fragmenter les grands organismes.

A ces griefs imputables aux grands organismes, nous ajouterons un reproche nouveau. Eu égard au grand nombre d'enfants que les médecins des Dispensaires et des Gouttes de Lait ont à examiner, les médecins n'ont guère le loisir de s'enquérir longuement auprès des mères, des raisons qui leur font renoncer à donner le sein à leurs enfants.

Une réponse brève de la mère, ou d'une femme quelconque accompagnant l'enfant, suffit à leur curiosité qui n'a pas le temps de se montrer exigeante : c'est vraiment trop peu pour entraîner l'allaitement artificiel de l'enfant. Les femmes trouvent alors chez le médecin, trop pressé pour discuter, une sorte de complicité regrettable, et se déchargent alors volontiers des soins assujétissants de l'allaitement.

Croit-on, encore, que les mères soient satisfaites de voir leurs enfants examinés *à la va-vite*, si l'on peut parler ainsi. Les mères ne s'imaginent guère qu'un médecin exercé, peut souvent apprendre, par un simple coup d'œil, ce qu'elles mettraient quelque temps à lui expliquer.

Aussi, fréquemment, le médecin ne gagne-t-il pas leur confiance, cette confiance qui ne demande qu'à se fixer en quelqu'un, et qui sera reportée sur la première personne venue, fût-elle extra-médicale.

Faut-il s'étonner, dès lors, que les résultats ne soient pas tels qu'on était en droit, semble-t-il, de les espérer ?

Le principe même de la Consultation de nourrissons et surtout celui de la Goutte de Lait, doit-être, non : beaucoup d'enfants, peu de temps, mais : peu d'enfants et temps suffisant.

Nous pensons, et mieux, nous « espérons » que la Consultation Individuelle accorderait l'un et l'autre.

II

Organisation [1]

L'organisation matérielle de la Consultation Individuelle schématique, est d'une complexité assez
grande, en apparence du moins ; nous nous efforce-
rons de l'exposer aussi clairement que possible, en
envisageant successivement les locaux et le mobilier ;
le matériel et le lait ; nous dirons quel personnel est
indispensable : enfin nous parlerons de ce que nous
pourrions ranger sous la dénomination générale de
fournitures de bureau : fiche de la mère, fiche de
l'enfant, graphiques, registres d'observations, etc.

---

(1) La création de la Consultation Individuelle de nourrissons
ne nécessite pas une autorisation des pouvoirs publics. Lorsque
nous avons été visiter la Goutte de Lait de Fécamp, nous avons vu
dans la salle d'attente, une pancarte sur laquelle étaient écrits
ces mots : « Autorisation Préfectorale, 12 mars 1898 ». Cette autorisation n'est plus nécessaire, depuis la promulgation de la loi du
1" juillet 1901 sur le contrat d'association, dont une des conséquences est que les dispositions des articles 291 et 292 du Code
Pénal sont abrogées. Les associations constituées par simple
accord des parties ne sont plus soumises à aucune espèce de
formalités. en vertu de l'article 11 de la loi précitée.

Ce point méritait d'être établi.

Toutefois, — et nous empruntons ces renseignements à la lettre
qu'adressait, en octobre de cette année, M. le Préfet de l'Oise au

A). Locaux et ameublement

Nous avons pu visiter en détail, grâce à l'extrême obligeance des médecins-directeurs, et du personnel placé sous leurs ordres, un certain nombre de Consultations de nourrissons et de Gouttes de Lait ; nous avons lu la description de l'installation de quelques autres, et nous avons été frappé de la simplicité de toutes ces installations.

Quel local faut-il, en effet, pour abriter une Consultation de nourrissons ? Trois salles, quatre au maximum, suivant que l'on adopte le lait stérilisé industrielle-

---

Comité de la « Goutte de Lait Beauvaisienne » qui lui communiquait son règlement — « si la Société voulait obtenir la capacité juridique, ester en justice, acquérir à titre onéreux, posséder et administrer dans les conditions prévues par l'article 6 de la loi du 1ᵉʳ juillet 1901 » il faudrait adresser au Préfet une déclaration sur timbre, accompagnée de deux exemplaires des statuts, faisant connaître :

1° Le titre et l'objet de l'association.

2° Le siège social.

3° Les noms, professions et domiciles de ceux qui, à un titre quelconque, sont chargés de son administration et de sa direction.

La seule règle à observer, dans le cas où l'autorisation n'est pas nécessaire est celle-ci : Il faut communiquer au Préfet. la copie du règlement de la Consultation. Tous les changements qui pourront survenir dans l'administration ou la direction, ainsi que toutes les modifications qui pourront être apportées au règlement, seront portées à la connaissance de l'administration préfectorale dans le délai de 3 mois. (Loi du 1ᵉʳ juillet 1901).

Le médecin-directeur d'une Consultation Individuelle, dans laquelle le lait est vendu, *bien que cette vente se fasse à perte, somme toute,* est soumis à l'obligation de la patente, comme se

ment ou la stérilisation au local même de la Consultation.

Dans le premier cas, il faut : une salle d'attente pour les mères, une salle de visite, un réduit où seront rangés les paniers et les bouteilles.

Dans le deuxième cas, il faut : une salle d'attente encore, et une salle de visite, une laverie pour procéder au nettoyage des bouteilles et à l'embouteillage, une dernière salle, enfin, pour la stérilisation et l'emmagasinement.

Nous nous occuperons seulement du deuxième type d'installation; lorsque nous aurons montré que l'installation la plus importante est possible au médecin le moins bien partagé, la démonstration sera faite, par là même, pour le premier type.

Quatre pièces, avons-nous dit, sont nécessaires, quatre pièces qu'il faut meubler.

Pièce A : Salle d'attente.

On y placera de simples bancs ou des chaises; leur nombre, comme les dimensions de cette pièce, dépend essentiellement de la clientèle qui fréquentera la Consultation.

Les murs peuvent rester nus, sans grand inconvénient ; on y pourra accrocher des pancartes portant des aphorismes appropriés, comme cela est dans

---

livrant à un commerce qui peut lui procurer quelque avantage. Cette patente est fixée d'après les règles habituelles, et se renouvelle chaque année. Sont seules dispensées de la patente, en effet, parmi les organisations qui vendent le lait, celles qui sont reconnues d'utilité publique.

nombre de Gouttes de Lait : voilà de quoi distraire
et instruire les mères pendant leur attente. Nous ne
pensons pas qu'il soit nécessaire de garnir tous les
murs de ces pancartes, comme nous l'avons vu dans
une Goutte de Lait : la multiplicité même des aphorismes, à notre avis, diminue considérablement leur
valeur. Nous n'en voudrions guère que trois ou
quatre, répétant, même, une seule idée sous des formes
variées, celles-ci, par exemple : « Les deux premières
années de l'enfant décident du reste de sa vie ». —
« Toute mère peut et doit nourrir son enfant ». —
« Le lait de la mère appartient à son enfant ». —
« L'allaitement est le service militaire des femmes ».

Pièce B : Salle de consultation proprement dite :

Six ou huit chaises et une table, sur l'un des bouts
de laquelle sera placée la balance, suffiront à la meubler.

Pièce C : Laverie.

Dans cette pièce, il faut : une table sur laquelle seront placés deux récipients, métalliques de préférence,
afin d'être d'un usage plus durable ; l'un servira à
laver les bouteilles et l'autre à les rincer. Dans beaucoup de Gouttes de Lait où le nombre des bouteilles
à laver est considérable, on a recours à un laveur
rapide, le « va-bon-train » ; la cuve que nous desti-
nons au lavage des bouteilles n'en sera pas moins
utilisée ; on y plongera les bouteilles pour les emplir
plus vite d'eau carbonatée (qui facilite le nettoyage de
l'intérieur par le va-bon-train). On les plongera dans
l'autre cuve pour laver leur extérieur ; il faut enfin

un porte-bouteillles où les bouteilles seront mises à égoutter.

Il va sans dire qu'il faut dans cette pièce, un robinet d'eau, à portée des deux cuves de nettoyage.

Pièce D : Salle de Stérilisation. Magasin et salle de distribution.

Dans cette pièce, il faut :

1º L'appareil de stérilisation (nous l'indiquerons ultérieurement) avec installation de chauffage.

2º Sur des supports fixés aux murs, des planches sur lesquelles seront placés paniers vides et bouteilles vides, sur lesquelles on disposera les paniers garnis.

Il n'est pas besoin d'autres salles.

Objection et Réponse. — On objectera, peut-être, que, dans certaines villes, une telle organisation entraînerait un loyer considérable, que ne peuvent supporter tous les médecins.

Il nous est facile de répondre : la Consultation Individuelle ne doit pas recevoir un grand nombre d'enfants et de mères, ou bien elle manquerait le but que nous lui assignons.

Elle ne ressemblera pas à ces énormes Consultations où 150, 200 enfants, et plus, viennent le même jour, chaque semaine : si la population de ces grandes Consultations est si considérable, cela tient, précisément, à ce que le nombre de ces organisations est très restreint. Du jour où les Consultations Individuelles se dresseraient un peu partout, ces grandes Consultations verraient s'égrener peu à peu leur clientèle. Elles ne tarderaient pas à se réduire, à se fragmenter en

autant de petites Consultations, dont chacune re-
présenterait le type même que nous défendons ici.

La Consultation Individuelle aurait donc forcément
une clientèle restreinte.

Dans ces conditions, le médecin ne pourrait-il installer chez lui sa Consultation? N'a-t-il pas le local
nécessaire et suffisant?

Son salon d'attente, sera la salle d'attente de la Consultation; son cabinet sera la salle de visite; sa cuisine sera, à la fois, une laverie idéale, et une salle de
stérilisation passable. — Dans son arrière-cuisine, ou
dans des placards, il fera ranger paniers et bouteilles.
C'est dans la cuisine qu'on pourrait remettre aux
mères les paniers de lait.

Que si, du fait d'un accroissement de clientèle regrettable, — nous avons dit pourquoi — le salon d'attente devient insuffisant, le médecin pourra limiter
le nombre des enfants surveillés, ou transporter la
Consultation dans un local approprié. Il résulterait de
cet aggrandissement des frais beaucoup plus considérables : nous verrons s'il ne serait pas possible, cependant, d'arriver à boucher le budget.

B). Matériel

Parmi les instruments et les ustensiles que suppose
le fonctionnement de la Consultation, il en est que
nous avons déjà nommés : nous ne ferons donc que
les rappeler ici : La balance, le « va-bon-train », les

deux cuves pour le nettoyage des bouteilles et le porte-bouteilles. (1)

La distribution du lait peut nécessiter bien d'autres instruments et ustensiles.

Il faut d'abord des flacons pour le transport du lait.

Ici, nous sommes obligés de distinguer deux cas : ou bien la Consultation distribuera du lait stérilisé industriellement, ou bien elle stérilisera elle-même son lait.

1º Le lait stérilisé de l'industrie est distribué en flacons de contenance variable : flacons de 1.000, 500, 100 grammes et même moins : dans la pratique, on ne se sert guère que des flacons de 1.000 et de 500 grammes. C'est dans les Dispensaires, surtout, qu'on emploie ces bouteilles. Les mères reçoivent donc, dans de grandes bouteilles, la provision de lait destinée à leur enfant, et on leur remet le plus souvent, en même temps, un flacon gradué en grammes, à l'aide duquel, comme avec un biberon, elles donnent le lait à leur enfant. On leur indique comment elles doivent prélever sur la grande bouteille la quantité de lait qui formera chacun des repas ; on attire leur attention sur la signification des barres et des chiffres gravés sur le flacon gradué, afin que, en y versant le lait, elles attei-

---

(1) Ces derniers ustensiles paraîtront inutiles à certains, et ils sont nombreux, qui sont les partisans irréductibles de la stérilisation industrielle. Nous aurons, chemin faisant, l'occasion de la critiquer, non dans son principe, mais dans son application. Nous convenons, cependant, qu'il peut y avoir des cas où certaines Consultations Individuelles seront obligées de distribuer du lait stérilisé industriellement.

gnent et surtout ne dépassent pas le trait qui doit leur servir d'indication.

Craignant, avec raison, que beaucoup de mères ne se servent défectueusement d'indications dont plusieurs d'entre elles ne comprennent pas la signification, — quoiqu'elles en disent — , craignant aussi que des mères oublient le nombre de grammes de lait à donner à leur enfant, M. Variot a imaginé un flacon gradué des plus ingénieux. (1) Ce flacon porte des indications sur la quantité de lait, le nombre de tétées, et l'intervalle de ces tétées, d'après l'âge de l'enfant. Une ligne de verre saillante, verticale, porte à des intervalles calculés, des barres transversales qui correspondent, les inférieures aux premières semaines de la vie, les supérieures aux neuf derniers mois. En regard de ces barres sont les doses de lait correspondantes (le flacon est gradué jusqu'à 12 mois). D'un côté de la ligne verticale saillante sont inscrits le nombre des tétées, variable suivant l'âge, et, de l'autre, l'intervalle de temps qui doit séparer les tétées. « En possession de ce flacon, nous disait M. Variot, une mère intelligente, aurait-elle oublié les conseils reçus au Dispensaire, peut arriver sans peine à se les redonner » ; voici comment :

Une mère, dont l'enfant a 9 mois, reçoit un litre de lait, et reçoit également le biberon gradué de M. Variot. Elle emplit le biberon jusqu'au trait horizontal au bout duquel est écrite, à droite, l'indication 9 mois, à gauche, le chiffre 200 grammes : voilà pour la quantité. Au-

______

(1) **Ce flacon** n'est pas dans le commerce ; il est breveté.

dessous du chiffre 9 mois, il y a, gravé : 5 tétées : voilà pour le nombre ; de l'autre côté de la ligne verticale, au-dessous, encore, de l'indication 9 mois, elle lit : toutes les 3 heures. — Elle sait donc qu'elle doit donner 200 grammes de lait à son enfant, par repas, qu'elle doit lui donner 5 biberons par jour, à raison de un toutes les 3 heures.

Sans vouloir entrer dans l'étude théorique des indications qui peuvent guider le médecin dans le dosage de chaque ration de lait, nous rappellerons que ce n'est ni sur l'âge, ni sur le poids d'un enfant qu'il faut se baser exclusivement pour régler le quantum de chaque repas : tel enfant, à 4 mois, doit prendre plus que tel autre, à 5 mois ; tel enfant de 4 kilogs doit prendre autant que tel autre de 7 kilogs.

C'est dire que nous trouvons défectueux tout mode de graduation destiné à instruire les mères ; ces chiffres ne pourraient convenir qu'à un certain nombre d'enfants et non à tel enfant considéré : voilà ce que les mères risquent fort de ne pas comprendre. L'allaitement mathématique, *en formules*, doit être absolument abandonné ; il faut que le médecin considère les enfants qu'il doit surveiller, comme autant de cas particuliers, et qu'il conduise l'allaitement en conséquence.

La seule graduation que doivent, à notre avis, porter les flacons, c'est la graduation en grammes, à l'usage, non plus des mères, mais de l'employé chargé de verser dans chaque flacon la quantité de lait qui représente 1 repas, quantité établie par le médecin pour chaque enfant en particulier, et modifiée suivant les indications qui peuvent se présenter.

Toutefois, nous pensons que très souvent, en pratique, ce biberon atteint bien le but que s'était proposé M. Variot en le construisant. Mais, combien nombreux, sans nul doute, sont les cas où des mères inattentives ou peu soigneuses versent dans le biberon une quantité de lait supérieure à celle qu'elles y auraient dû verser. Si le niveau du lait, dans la bouteille, dépasse de beaucoup celui qu'il aurait dû avoir, la mère retirera l'excédent « à peu près », « *à vue de nez* », dirions-nous, si l'expression n'était triviale. Mais, si le niveau du lait n'excède que d'un centimètre la ligne horizontale qui correspond à l'âge de son enfant, elle jugera inutile de faire un transvasement « pour si peu » : sa précision n'est pas à ce point exigeante. Elle peut donner ainsi, en trop, 15 grammes de lait par repas, si bien que le litre sera épuisé que l'enfant n'aura pas encore pris le nombre de repas qui correspond à son âge. Il peut manquer, ainsi, du lait pour un repas ou deux : la crèmerie voisine y pourvoiera.

Voilà comment, entre les mains de mères peu soigneuses, un flacon « *construit spécialement pour éviter la suralimentation* » expose l'enfant, d'une part, à la suralimentation par excès d'abondance des repas, et par suite du lait donné en supplément par la mère, et d'autre part, à la gastro-entérite, par suralimentation et par absorption d'un lait quelconque, sophistiqué le plus souvent, et non stérilisé.

Quoi qu'il en soit, en tout il faut savoir se montrer

éclectique, nous sommes persuadé que ce biberon et les biberons analogues peuvent rendre, et rendent souvent, de réels services.

2° Nombreux sont les procédés entre lesquels peut choisir un médecin qui désire stériliser son lait lui-même.

Parmi les appareils de beaucoup les plus employés, il faut signaler l'appareil Hignette et l'appareil Soxh-let. L'un stérilise par la vapeur d'eau surchauffée, sous pression; l'autre stérilise par le procédé du « bain-marie ». (1)

Nous n'apprécierons pas la valeur de la stérilisation par chacun de ces procédés, au point de vue purement scientifique : nous ne ferions que rouvrir inutilement une discussion sur un point longuement controversé et maintenant tranché. Nous savons que, théoriquement, le lait dit stérilisé par la méthode Soxhlet ou Gentile (Soxhlet modifié), n'est pas un lait vraiment stérilise. Il nous suffit de savoir que, pratiquement, c'est un lait suffisamment stérilisé, ce lait étant destiné à être consommé dans les 24 heures, dans les 48 heures, tout au plus.

Voyons, par contre, au point de vue pratique, la valeur comparée de ces deux appareils.

L'appareil Hignette — nous laisserons de côté la

---

(1) Berlioz, de Grenoble, a recours à l'autoclave (110° pendant 30 minutes) (289). Ce procédé, évidemment très sûr, doit nécessiter beaucoup de temps, lorsqu'on a à stériliser une grande quantité de petites bouteilles.

description du mécanisme même qui préside à son fonctionnement — a la forme d'un gros cylindre, disposé verticalement, et présentant, sur une même ligne verticale, une série de portes qui donnent accès dans son intérieur. Le cylindre est partagé en plusieurs chambres superposées, par des disques métalliques situés un peu en contre-bas de chacune des portes. (Ces disques sont percés de trous qui permettent à la vapeur d'eau de circuler d'une chambre dans l'autre.)

C'est sur ces disques que l'on dispose les flacons de lait à stériliser, après quoi on ferme hermétiquement les portes de l'appareil.

Le mode de fermeture des flacons est le système dit de « canette à bière. ». Deux méthodes peuvent être employées : ou bien on rabat l'armature sur le goulot avant de mettre les flacons à stériliser, ou bien on ne la rabat qu'une fois la stérilisation obtenue.

Ces deux méthodes sont défectueuses : La première est accusée, à juste titre, de donner une casse considérable, par suite de la compression dans le flacon de la vapeur d'eau surchauffée. A la Goutte de Lait du Dr Dufour, à Fécamp, où l'on met dans l'appareil les bouteilles déjà fermées, on compte, quand on défourne, 24 ou 25 flacons cassés sur 450. C'est pour ce motif que les Gouttes de Lait de Rouen et du Hàvre ont renoncé à ce procédé.

La seconde méthode est défectueuse aussi, mais à un autre point de vue : sans doute la casse est infiniment moins grande (à la Goutte de Lait du Hàvre, sur 1.316 flacons stérilisés quotidiennement vers la fin d'août 1902, on ne comptait guère, en défournant, plus de 6 à 10 flacons cassés), mais la stérilisation est infiniment moins certaine.

Quand on ouvre les portes de l'appareil, en effet, l'air extérieur y pénètre ; comme les bouteilles sont extrêmement chaudes, on doit attendre quelques instants pour les extraire une à une et rabattre sur le goulot le collier du bouchon. Pendant tout ce temps — relativement court à la vérité — la vapeur d'eau contenue dans le flacon s'est condensée, et l'air refroidi a repris son volume normal. La place laissée vacante a été occupée par l'air venue du dehors, et l'air nous le savons est chargé de souillures de toutes espèce.

Qui sait s'il ne faut pas expliquer ainsi que le lait de plusieurs flacons « tourne » chaque jour dans les Gouttes de Lait où l'on ne ferme les flacons que lorsqu'ils sont stérilisés.

Avec l'emploi de cet appareil nous aurions donc à choisir entre ces deux partis ; ou bien consentir à subir une perte d'argent, assez notable à la longue, du fait de la casse, ou bien nous résoudre à donner aux enfants un lait dont nous ne pourrions être absolument sûrs : de ces deux partis, aucun ne nous tente, à la vérité. En outre, le prix d'achat de l'appareil est de six, sept ou huit cent francs, suivant les dimensions.

L'appareil du Pr Soxhlet n'expose pas à de pareils ennuis. Son fonctionnement, d'une grande simplicité est trop universellement connu pour que nous le rappelions ici.

Il en existe un modèle qui permet de stériliser en

une seule fois 5o petits flacons. Il nous semble le modèle de choix car 5o flacons constituent déjà un nombre respectable de repas ; s'il était nécessaire, on chargerait une seconde fois l'appareil ; au besoin, on pourrait avoir deux de ces appareils.

Nous espérons que cela sera plus que suffisant pour les besoins de notre Consultation — où les mères seront encouragées à nourrir, autant qu'il sera en notre pouvoir... et au leur !

Un réchaud à gaz suffit à chauffer l'appareil. Un poèle quelconque remplirait le même but.

Entre le moment où il est apporté en bidons à la Consultation et le moment où il est remis en petits flacons à la mère, le lait a nécessité plusieurs opérations : embouteillage, bouchage, stérilisation, mise en paniers, qui nous font aisément deviner de quelle instrumentation la Consultation doit être encore pourvue : il lui faut une embouteilleuse, sorte de vaste entonnoir, dont le bec s'obture automatiquement, lorsque l'anneau métallique dont il est muni cesse d'être soulevé par le flacon (1).

Les bouteilles employées à la Consultation doivent être, à notre avis, d'un type soigné et d'un modèle uniforme. Point n'est besoin d'avoir des bouteilles de capacité différente ; cette complication doit être évitée : la simplicité est une des meilleures conditions du succès.

---

(1) A la Clinique Tarnier, les flacons sont emplis à l'aide d'un simple siphon.

Nous proposons un flacon de 225 grammes, gradué
de 25 en 25 grammes. Ce modèle a une contenance
suffisante pour recevoir le plus gros repas qui puisse,
raisonnablement, être prescrit à la Consultation. S'il
est besoin de suppléer à l'insuffisance du sein et
d'ajouter, par exemple, 25 grammes à chaque tétée
maternelle, la bouteille ne recevra qu'une division de
lait. Le modèle de ce flacon doit être choisi avec
grand soin. Il faut qu'il n'y ait point d'épaulement à
l'intérieur du flacon, sans quoi son nettoyage serait
rendu très difficile et resterait probablement très souvent incomplet. Qu'on s'adresse à des verriers cons-
ciencieux, qui fournissent du verre recuit, en sorte
que ce verre puisse supporter, sans se briser, des
températures élevées.

Le bouchage hermétique des bouteilles sera assuré
par l'obturateur imaginé par M. Budin, sorte de
capuchon qui permet l'échappement de la vapeur
d'eau, et s'applique ensuite automatiquement sur le
goulot du flacon. 10 °/₀ de ces capuchons en moyenne,
malheureusement, sont hors d'usage au bout de 3 ou
4 stérilisations.

Ils ont l'avantage précieux de s'appliquer automatiquement sur le goulot de la bouteille, lorsque
l'air du flacon, par refroidissement, se contracte. Ils
présentent sur le bouchon Soxhlet l'avantage appré-
ciable de ne pas nécessiter le rodage du goulot,
rodage qui est d'un prix assez élevé.

Il rend facile et sans inconvénients la manipulation

des flacons, ce qui est d'une importance de tout premier ordre.

Il faut que le caoutchouc soit de bonne qualité, afin que le lait ne prenne pas le goût d'hydrogène sulfuré ou de sulfure de carbone. Le mieux serait que le contact du lait et du caoutchouc soit complètement évité.

Le Dr Dupond, de Bezançon, fait, en ce moment, des recherches pour arriver à construire, ou plus exactement à perfectionner, un obturateur répondant à cette condition. Cet obturateur, que le Dr Dupond nous a montré et qu'il a expérimenté, est très ingénieux : lorsque le flacon de lait n'est plus chauffé, le capuchon de caoutchouc, qui revêt le goulot, s'applique automatiquement sur le goulot, par l'intermédiaire d'une bille de verre. A peine existe-t-il, au voisinage du verre, un mince bourrelet de caoutchouc qui s'insinue entre la bille de verre et le goulot du flacon. De cette façon, si l'on vient à incliner le flacon, le lait entre en contact avec la bille de verre, à nu, et seulement sur une surface très minime, avec le caoutchouc du capuchon (capuchon breveté).

Pour faciliter le transport des petits flacons, dont les mères peuvent avoir à emporter jusqu'à 9 à la fois, et éviter les heurts aux capuchons, il est nécessaire d'avoir tout un stock de petits paniers qui doivent réunir ces quatre conditions primordiales : avoir 9 compartiments, être légers, solides et bon marché. Il en existe un modèle, employé dans toutes les Gouttes de Lait que nous connaissons, et dont elles se montrent satisfaites. Nous avons pu voir, au Hâvre, à la Goutte de Lait du Dr Caron, ces petits paniers qui, après un service de deux ans — et quel service — sont en aussi bon état, à la fraîcheur près, que ceux que nous avons vus dans la réserve. Ces paniers sont en fil de fer.

Ils sont d'un emploi très commode lorsqu'il s'agit de transporter des bouteilles fermées par le bouchon dit de canette à bière, mais ils ne présenteraient pas une garantie suffisante pour le transport des bouteilles bouchées par le procédé de M. Budin.

A la Clinique Tarnier, on emploie un panier en osier, d'un prix peu élevé, capable de faire un assez long usage (2 ans au moins). Ce panier, peu volumineux, est pourvu d'un couvercle en osier, mobile autour d'une charnière : cet avantage est capital, car les bouchons qui ferment les bouteilles sont complètement protégés contre les heurts et les accidents de toute espèce, auxquels ils sont fatalement exposés.

Ces paniers doivent être en assez grand nombre, car chaque enfant à l'allaitement mixte ou artificiel doit avoir deux paniers : un qu'emporte la mère, l'autre qu'elle laisse en échange. Ces paniers doivent porter le numéro de l'enfant auquel ils sont destinés.

Une tétine sera remise à chaque mère.

Ajoutons maintenant une gaveuse, quelques sondes de Nélaton, pour que le médecin puisse apprendre aux mères à donner des irrigations rectales, au besoin, pour gaver l'enfant ou lui laver l'estomac. Une simple petite casserole suffira pour les désinfecter.

Nous avons garde d'oublier, dans cette énumération, deux ou trois flacons de 100 cc. destinés à la vérification de la fraîcheur du lait, Nous dirons un peu plus loin comment se fait cette recherche et le parti qu'on peut en tirer.

Ici se termine l'énumération des ustensiles et objets dont peut avoir besoin la Consultation Individuelle. Nous croyons n'en avoir oublié aucun, aucun, du moins, dont l'absence se fasse fâcheusement sentir. (1)

C). Le Lait

La question de la nécessité ou de la non nécessité de la stérilisation du lait ne se pose même pas pour nous. Vainement on nous objectera qu'à la campagne, au village, on peut sans inconvénient employer le lait crû. Nous savons trop bien quelle peut être la propreté des mains qui font la traite, celle du pis de la vache et des sceaux et bidons employés pour la traite et le transport du lait, pour pouvoir admettre qu'on puisse se contenter de lait crû. A l'exemple de Drouet, où que s'installe notre Consultation, nous considérerons le lait comme s'il était toujours infecté, — la prudence le commande — et nous agirons en conséquence.

Un lait qui doit être employé à l'alimentation des nourrissons, même quand il est stérilisé, doit réunir deux qualités capitales : il doit être exempt de toute

---

(1) Nous ne parlons pas à dessein de la turbine employée dans les Gouttes de Lait où l'on se sert du lait maternisé car nous rejetons ce lait (nous dirons pourquoi un peu plus loin).

sophistication et avoir été fraîchement trait, au moment où on le stérilise. Ce n'est pas la stérilisation qui pourra donner sa qualité nutritive à un lait pauvre dès sa source ou appauvri en route. Aussi approuvons-nous pleinement toutes les mesures proposées pour la protection du lait; c'est pourquoi nous déplorons, avec le Dr Rousseau-de-St Philippe que ce soient « de vulgaires et grossiers laitiers qui aient et gardent cette grosse charge de présider à la répartition du lait dans les villes ». « Le lait, dit-il encore, est aussi important que l'eau, sinon plus, pour la santé publique ».

Les partisans du lait stérilisé industriellement pensent avoir trouvé dans ce lait le moyen de remédier à des inconvénients redoutables et, leur semble-t-il, difficiles à éviter avec le lait du commerce : qu'ils se détrompent. Le lait stérilisé de l'industrie est loin de présenter toutes les garanties désirables. Ce serait se bercer d'une douce illusion que de croire que ce lait est stérilisé sur place, aussitôt après la traite : « Malheureusement, dit le Dr Rousseau-de-St Philippe, les industriels ne stérilisent pas sur place ; le nôtre pas plus que les autres ». A des garçons aux mains sales sont confiés le bouchage et l'occlusion à la parafine : le procédé est au moins peu prudent. S'ils étaient, eux-mêmes, bien persuadés de l'innocuité absolue du lait qu'ils vendent, ces industriels ne prendraient pas la peine de recommander aux mères de goûter chaque bouteille avant de l'utiliser.

Si cette stérilisation était parfaite, il ne nous aurait pas été donné, cette année, à la Consultation de nourrissons de l'hôpital Tenon, de voir huit et dix grandes bouteilles gâtées, en quelques jours, dans une seule livraison.

Le médecin qui veut stériliser lui-même son lait ne peut-il donc se défendre contre les procédés déshonnêtes de certains laitiers ?

La quantité de beurre peut être assez approximativement appréciée à l'aide du lacto-butyromètre ; l'analyse chimique, en tous cas, peut en donner le quantum exact. Il sera prudent, dans l'intérêt même des fournisseurs, d'exiger que les brocs soient cachetés, afin d'éviter la fraude pendant le transport.

Pour ce qui est de *la fraîcheur du lait*, nous pouvons maintenant la reconnaître, à l'aide d'un procédé fort simple et que M. Dufour n'hésite pas, après l'avoir longtemps employé, à qualifier de « presque infaillible ».

Voici comment il expose ce procédé, qui est dû au chimiste L. Vaudin :

« Si l'on ajoute, à du lait, quelques gouttes de carmin d'indigo, pour donner au liquide une teinte bleu pâle, on s'aperçoit au bout de quelque temps, que cette coloration se détruit : M. le professeur Duclaux, qui, le premier, a attiré l'attention sur ce phénomène, l'attribue aux bactéries de l'air. Ces bactéries que le lait contient, dès l'origine, sont anaérobies et manifestent leur action réductrice en transformant la matière colorante en indigo-blanc. Dans un flacon de 100 cc., à large ouverture (un simple flacon de baume opodeldoch), on verse, avec un compte-goutte normal, cinq gouttes d'une solution d'indigotine pure (sulfindigotate de potasse) au millième ; on remplit avec le lait à examiner, on bouche hermétiquement au moyen d'un bouchon parafiné et on conserve à la lumière diffuse.

« Il faut tenir compte de la température ambiante ; voici les règles de temps minimum pendant lequel un échantillon de lait frais doit rester coloré :

12 heures au-dessous de 15° ;

8 heures de 15 à 20° ;

4 heures au-dessus de 20° ».

Voilà donc une excellente mesure de prudence à prendre.

Ce n'est pas tout encore. Il serait prudent, nous semble-t-il, de s'enquérir *si le ou les laitiers auxquels on s'adresse vendent du beurre ou du fromage*. Ce négoce indique trop la nature des opérations qui se pratiquent avant la vente du lait.

Faut-il recevoir du lait de un ou de plusieurs laitiers, en même temps ? M. Dufour dit — et nous en croyons volontiers sa longue expérience, — qu'il vaut mieux avoir affaire à deux fournisseurs simultanément. Il y voit, entre autres avantages, d'abord l'émulation réciproque ; puis, en cas de renvoi de l'un d'eux, il est moins difficile de se procurer la moitié de la quantité de lait nécessaire que sa totalité.

Une autre question se pose encore : *le lait sera-t-donné pur ou coupé ?* Sans entrer dans le fonds du débat, nous nous contenterons de dire — nous couvrant de l'autorité de MM. Budin, Variot, Comby, Bresset, etc. — que nous donnerons le lait pur. Diluer de moitié le lait de vache, c'est diminuer de moitié sa teneur en résidu sec. Pour que l'enfant prenne la même quantité de principes nutritifs, il faut doubler la quantité de liquide qu'il devra prendre.

Est-il sans inconvénient de charger aussi inutilement l'estomac de l'enfant? La quantité d'eau que contient le lait de vache normal est environ de 825 °/₀₀, ce qui est bien suffisant pour les besoins de l'organisme d'un nouveau-né.

Est-ce à dire que nous le donnerons jamais étendu d'eau? Non pas; nous savons que quelques enfants, dans les premières semaines de la vie, ne s'accomodent pas toujours bien du lait stérilisé donné pur; il suffit, dans ces cas, le plus souvent de le donner coupé d'un tiers d'eau, pendant un temps fort court, après quoi l'enfant tolère parfaitement le lait stérilisé donné pur.

Si le lait doit être coupé, il le sera, naturellement, avant d'être mis à stériliser.

Faut-il donner le lait maternisé? Quel que soit le procédé employé, nous répondrons par la négative. Sans discuter la valeur nutritive de ce lait, et l'accusation portée contre lui d'occasionner quelquefois la maladie de Barlow — ce n'est pas le lieu — nous dirons que la maternisation du lait de vache ne repose pas sur un principe scientifique certain. Que par la décaséination, l'on rapproche de celle du lait de femme la composition du lait de vache, au point de vue quantitatif, cela est incontestable; mais cela n'est bien probablement pas encore suffisant. Et d'ailleurs, le rôle de la caséine est encore trop discuté, son excès dans le lait de vache est relativement trop peu considérable, pour qu'il y ait indication formelle à décaséiner le lait. Les merveilleux résultats qu'a donnés le lait naturel stérilisé entre les mains de tous les médecins impartiaux qui l'ont expérimenté — sans préjuger de la question théorique, encore une fois — nous autorisent à l'adopter, partant à rejeter le lait maternisé.

Ce n'est pas, cependant, que nous ne puissions avoir recours à ce lait, de temps à autre, chez des enfants, rares il est vrai — comme rares sont ceux auxquels ne convient pas le lait de leur mère — dont l'estomac s'accommode mal du lait stérilisé. Chez ces enfants, M. Variot s'est bien trouvé, quelquefois, de l'emploi du lait maternisé.

Voici, pratiquement, sans qu'il soit besoin d'avoir recours au procédé de turbinage assez coûteux du Dr Dufour, un moyen fort simple d'avoir du lait décaséiné : on fera « monter » du lait et la panne sera retirée ; la panne, la « peau » du lait contient une grande quantité de caséine : on dépouillera ainsi le lait de vache d'un excès de substance, qu'évidemment la nature n'a pas destinée aux enfants. Le chauffage à 75°, même à 85°, que nous savons nécessaire pour faire « monter » le lait, ne change pas les propriétés digestives de ce lait -- tout le monde semble d'accord sur ce point, — au contraire de ce qui est pour le lait bouilli, dont les grumeaux sont modifiés.

Avant d'en finir avec la question du lait, il nous reste encore deux points à discuter : *Le lait sera-t-il remis pour un ou pour plusieurs jours à la fois? — Est-il prudent de confier aux parents la stérilisation du lait de leurs enfants? —*

A la première de ces questions nous répondrons : il ne sera donné à chaque mère que la dose quotidienne ou tout au plus la ration de deux jours (en hiver seulement).

A la seconde : Parce que la stérilisation nécessite, pour être bien faite, une minutie qu'on ne pourrait attendre de beaucoup de mains forcément inexpérimentées. la stérilisation à domicile n'est applicable qu'à des privilégiés en petit nombre. Quelques petits appareils Gentile, à prêter, peuvent donc être ajoutés au matériel de la Consultation.

En résumé, si nous pensons pouvoir recevoir du bon lait du commerce, nous aurons recours à la stérilisation Gentile ; si nous sommes trop éloignés de la source de production du lait pour que nous puissions avoir du lait de bonne qualité, nous aurons recours, en désespoir de cause, au lait stérilisé industriellement.

Pour nous mettre à l'abri des accidents que peut occasionner le lait stérilisé industriellement, du fait de sa provenance, ou de sa mauvaise administration par la mère, peut-être faudrait-il le répartir dans les flacons et le stériliser à nouveau. Le lait stérilisé industriellement donnerait, dans une grande ville, un plus grand nombre de garanties que le lait ordinaire du commerce, d'une part, et sa répartition en flacons-repas et sa seconde stérilisation donneraient les autres au prix d'un surcroît de dépenses peu considérable (o fr. 15 centimes, environ, par litre) (66).

(D). Personnel

Il ne nous parait pas que la Consultation Individuelle doive nécessiter un personnel bien considérable. A la Goutte de Lait du Dr Dufour, où l'on a à
laver, à stériliser et à distribuer 1200 flacons chaque
jour, une femme et une fillette, occupées toute la
journée, suffisent à la tâche. Nous avons évalué à 100,
200 tout au plus, le nombre des flacons de lait qu'aurait
à distribuer quotidiennement la Consultation Individuelle. La manipulation de ces flacons pourra être
faite par la bonne ou le domestique du médecin, légèrement rétribués, au besoin, pour cette besogne sup-
plémentaire, aidés, si cela était nécessaire, pour une
heure ou deux, par une femme de ménage. Le médecin surveillera l'opération délicate de la stérilisation et la vérification des flacons après la stérilisation.

Si les ressources de la Consultation (voir : Question
budgétaire) le permettent, un employé pourrait être
exclusivement affecté à ce que nous pourrions appe-
ler la « cuisine » de la Consultation.

Dans certaines Gouttes de Lait, on porte le lait au
domicile même des mères qui paient le lait au-dessus
d'un certain prix ; nous considérons cette façon de
faire, qui nécessite un porteur et une petite voiture,
comme une complication inutile, qui peut être pour
la Consultation une source d'ennuis de toute espèce
(lait parvenu en retard à destination, ou même lait
qui ne parviendrait pas à destination, par exemple).
Pour la commodité du contrôle, nous sommes d'avis
que toutes les mères doivent venir chercher le lait de

leur enfant, ou l'envoyer prendre. La Consultation rendra à ces mères un assez signalé service pour qu'elles puissent se donner la peine de se procurer elles-mêmes leur lait, par tel moyen qu'elles voudront.

Libre, après tout, aux médecins qui voudraient essayer l'organisation d'une Consultation de nourrissons, sur le modèle de la Consultation Individuelle, de consentir à porter le lait au domicile de certaines mères.

E). Fournitures de bureau

Sous cette dénomination, nous réunissons un certain nombre d'éléments, indispensables au fonctionnement régulier de la Consultation. Nous les passerons successivement en revue, en les groupant en deux classes : ceux qui doivent être remis à la mère; ceux qui doivent rester au local de la Consultation. (Nous avons été obligé, pour la rédaction de ce chapitre, de supposer connus des détails de fonctionnement que nous donnerons dans la seconde partie de notre exposé, celle qui s'occupe du fonctionnement de la Consultation).

A REMETTRE A LA MÈRE. — A toute mère inscrite sur le contrôle de la Consultation, il faut remettre un livret, la fiche de l'enfant et la carte de lait.

1º *Le livret* sera uniquement constitué par une feuille double de papier très fort (afin qu'il résiste à l'usage). Le livret ouvert portera, sur l'un des côtés, un extrait du règlement, où seront indiqués, rapidement, mais très clairement : les conditions d'admission, les conditions et le mode de distribution du lait, la discipline de la Consultation (indiquer notamment les récompenses).

Sur l'autre côté sera résumée très clairement la façon dont la mère doit se servir des flacons-repas et entendre l'hygiène de son enfant.

2° *La fiche de l'enfant.* C'est cette fiche que la mère présentera au médecin lorsqu'elle entrera dans la salle de visite.

Cette carte doit porter un certain nombre de colonnes. Le modèle que nous comptons adopter est à peu près calqué sur celui que M. Budin a imaginé pour sa Consultation de nourrissons de la Clinique Tarnier.

Voici, en allant de gauche à droite, l'énumération des colonnes avec l'indication de leur utilité :

1° Dates des visites ; 2° Poids de l'enfant ; 3° Augmentation ou diminution sur le poids précédent ; 4° Moyenne par jour de l'augmentation ou de la dimition ; 5° Nombre de bouteilles à donner et dose de lait par bouteille ; 6° Observations.

3° *La carte de lait.* Cette carte portera un simple numéro, le numéro de l'enfant ; son pourtour portera 31 cases, correspondant au nombre de jours du plus long mois : chacune de ces cases, comme nous le verrons plus loin, est destinée à recevoir l'empreinte d'un emporte-pièce, afin d'éviter la fraude.

A LAISSER A LA CONSULTATION. — Devant rester à la Consultation, il faut : une fiche de renseignements sur chaque mère, des feuilles de distribution de lait, un registre d'observations, des graphiques de poids ;

nous ajouterons à cela du papier à en-tête, un presse-copie, de l'encre, des plumes, etc., un cahier de dépenses pour l'usage journalier et un grand-livre.

4° *Fiche de la mère*. Véritable fiche d'enquête, qui portera un numéro d'ordre, cette fiche sera remplie par une Visiteuse. L'enquête portera essentiellement sur les points suivants :

Nom de l'enfant :

Date de la naissance :

Poids à la naissance :

Mode d'alimentation :

Nom de la mère :

Adresse de la mère :

État-civil de la mère (mariée, veuve, non mariée) :

Profession de la mère :

Profession du père :

Nombre d'enfants vivants :

Nombre d'enfants morts :

Combien la mère gagne-t-elle par jour :

Combien le père gagne-t-il par jour :

Prix annuel du loyer :

Les parents sont-ils inscrits au bureau de bienfaisance :

Cette fiche ne devra être remplie complètement que si la mère sollicite la gratuité du lait (1).

5° *Feuilles de distribution du lait*. Cette feuille est destinée à renseigner le personnel sur le nombre de flacons à placer dans les paniers et sur la quantité

---

(1) Ce modèle a été construit d'après la fiche utilisée à la Consultation de la Polyclinique de la rue de Picpus.

de lait à mettre dans ces flacons : on conçoit aisément que tout cela varie pour chaque enfant. Cette feuille, qui servira pendant toute une semaine, doit avoir 3 colonnes, portant ces titres, en allant de gauche à droite : 1° Numéro des paniers ; 2° Nombre de flacons ; 3° Quantité de lait par flacon (1).

6° *Registre d'observation*. Sur ce registre, dans lequel chaque enfant aura une place entière, portant un numéro d'ordre (celui de l'enfant et du panier), seront notés, à la visite, tous les renseignements concernant la santé de l'enfant, celle de la mère, les quantités de lait, les poids de l'enfant, et les dates des pesées, en un mot, tout ce qui a trait à l'observation de l'enfant.

7° *Graphiques de poids*. Ces feuilles, dont il existe dans le commerce un très bon modèle imaginé par M. Budin, serviront à établir la courbe du poids de l'enfant, et le graphique des quantités de lait données. Le graphique du Pr Budin porte la courbe schématique de Sutils, dont se doit rapprocher le plus possible la courbe d'un enfant né à terme, et pesant environ 3.000 grammes à la naissance.

Mentionnons enfin des *jetons* en métal, et bon marché, portant l'indication du prix de la ration quotidienne, dont les mères s'approvisionneront auprès de la Dame enquêteuse, contre le versement d'une

----

(1) Cette feuille remplacera avantageusement, croyons nous, les tableaux de M. Dufour, tableaux des plus ingénieux, mais qui tiennent de la place, et qui exposeraient à de sérieux inconvénients, s'ils n'étaient lus par un employé *très* intelligent.

somme équivalente. L'un de ces jetons sera remis au local de la Goutte de Lait, chaque fois que la mère échangera son panier vide contre un panier plein.

Mentionnons enfin des *colliers* en fil de fer, portant un numéro. Il faut 800 ou 1.000 colliers, groupés par dix portant même numéro : ils sont destinés à être placés momentanément sur les flacons à stériliser, afin qu'il ne puisse s'établir de confusion, ce qui pourrait être désastreux, puisque le contenu des bouteilles peut osciller entre 25 et 200 grammes.

III

Fonctionnement

Le fonctionnement de la Consultation doit être étudié en partie double : fonctionnement matériel proprement dit, et fonctionnement médical.

Mais avant d'entrer dans ces détails, voyons, tout d'abord, ce qui permettra au médecin d'installer et de faire vivre sa Consultation : dans une telle œuvre, la question budgétaire prime tout.

A. Question budgétaire

Il faut acheter le matériel, l'entretenir, remplacer les objets détériorés ou disparus, sans oublier l'achat du lait qui représente, dans certaines Gouttes de Lait, près de la moitié des frais totaux. De telles dépenses sont trop considérables pour qu'elles puissent être supportées par la plupart des médecins. Aussi peut-on préjuger de notre opinion sur la question de la gratuité ou de la non gratuité de la Consultation : La Consultation doit être payante.

Paniers, flacons, capuchons et tétines seront prêtés aux mères sans aucun cautionnement. Cependant, la casse ou la détérioration, survenues du fait des mères, seront payées par elles. Le lait, seul, sera vendu. Les conditions dans lesquelles le lait sera vendu doivent varier de toute nécessité avec les ressources de chacun des membres de la clientèle de la Consultation. On comprend maintenant l'importance de la « Fiche maternelle » pour l'établissement de ces prix. Ces prix qui peuvent osciller entre o fr. 10 centimes et 75 centimes ou un franc, peuvent être ainsi fixés (1):

o f. 10   indigents.

o f. 20   ⎰

o f. 30   ⎱ ouvriers.

o f. 40   ⎰

o f. 60   ⎱ commerçants.

o f. 60   ⎰

1 f.   ⎱ riches.

Les chiffres ne sont pas applicables. indistinctement, à toutes les Consultations : ils dépendraient essentiellement du prix d'achat du lait dans les localités où les Consultations seraient susceptibles de s'organiser. Il est de toute évidence que les prix d'achat du lait variant beaucoup, suivant qu'on considère Paris ou les petites villes et bourgs de province, les prix de vente, à la Consultation, doivent également varier. Nous n'avons cité ces chiffres que pour montrer le rapport que nous jugeons convenable entre les prix de vente et les 4 classes payantes, entre lesquelles nous répartissons la clientèle hypothétique de la Consultation. C'est la Dame enquêteuse qui établira dans quelle classe devra être placé l'enfant de la mère qu'elle aura visitée.

---

(1) C'est le « tarif » de la Goutte de Lait du Hàvre ; il nous paraît des plus raisonnables.

En principe, toutes les mères inscrites à la Consultation doivent payer. Cette façon de faire a pour avantages :

1° De faciliter l'équilibre du budget. A la Goutte de Lait de Fécamp, les sommes d'argent versées par les bénéficiaires paient plus des 3/4 des frais totaux;

2° De permettre un abaissement du prix de vente minimum, c'est-à-dire du prix de vente du lait à la mère indigente, afin de le rendre abordable aux plus petites bourses;

3° De ménager l'amour-propre des indigents, qui, payant, même une somme infime, ne se considèreront pas comme recevant une aumône qui pourrait blesser un certain nombre d'entre eux.

Toutefois, exceptionnellement, la Consultation pourra donner gratuitement le lait.

Cette application de la mutualité à la Consultation a certainement des inconvénients; outre qu'elle nécessite une enquête délicate et une comptabilité soignée, elle impose encore un mode de paiement en apparence assez compliqué.

Il nous paraît impossible que la mère paye, chaque matin, son panier plein de lait à la bonne du médecin ou à l'employé qui le lui remettra. Il arriverait indubitablement des jours où la mère n'aurait pas d'argent, ou la bonne pas de monnaie pour « rendre »; il faudrait remettre le paiement au lendemain. On devine les erreurs qui pourraient se commettre; on devine aussi, aisément, les accusations malveillantes — et les accusations fondées quelquefois —, qui pourraient être portées contre la bonne ou l'employé.

Pour éviter tous ces ennuis, il nous paraît plus simple, comme nous l'avons indiqué plus haut, que le paiement s'opère en jetons, dont le prix d'achat représente le montant de la ration quotidienne, tel que la Visiteuse se sera crue autorisée à le fixer.

La non-gratuité présente le gros ennui de rendre moins complète la docilité de la clientèle. Supposons que la Consultation soit gratuite : la mère peut être réprimandée si son enfant est mal tenu ou présenté irrégulièrement à la Consultation, au besoin, même, être menacée d'expulsion. La perspective de la suppression du lait la rendra plus attentive et plus soigneuse. Que les mères payent le lait, les choses changeront. Leur exigence sera plus grande ; elle n'admettront pas la plus petite observation ; au moindre reproche. elles quitteront la Consultation. Quel bénéfice en tirent-elles ? penseront beaucoup d'entre elles : pour un prix identique à celui qu'elles paient à la Consultation, elles pourront acheter du lait à la crèmerie voisine ; à ne plus venir, elles gagneront d'éviter un déplacement toujours ennuyeux, de ne pas perdre du temps à attendre leur tour, enfin, de ne pas être réprimandées : c'est tout profit! Du seul dommage à éviter, elles ne se préoccupent pas, dans leur façon un peu simpliste de raisonner ; elles ne tarderont pas à s'en apercevoir lorsque leur enfant aura besoin de soins médicaux. Elles apporteront, en hâte, leur enfant à cette même Consultation, dont elles étaient sorties, violemment, de leur plein gré. Le médecin, alors, sera seul juge sur le point de savoir s'il doit recevoir ces mères ou leur refuser l'entrée de sa Consultation.

Faut-il avoir un Comité de Dames? Quels que soient les inconvénients que peut présenter ce rouage nouveau, nous pensons qu'il est indispensable à la vie de la Consultation.

Ce Comité fournira des subsides, par les cotisations de ses membres, et les dons qu'ils pourront faire. Les Dames seront des Visiteuses, nécessaires pour fixer le quantum du prix de vente à chaque mère, pour éliminer les faux indigents et dépister ceux qui pourraient tromper sur l'emploi du lait destiné aux enfants.

Mais ce Comité, à notre avis, ne doit pas être, à proprement parler, un « Comité d'initiative », mais bien plutôt un « comité consultatif ». Il émettra des avis que le médecin, seul directeur de l'œuvre, aura, seul, qualité pour ratifier. Il est de toute première nécessité que le médecin « tienne bien en main » son Comité de Dames. Ici, plus que partout ailleurs, peut-être, le gant de velours doit cacher une poigne de fer, sans quoi ce Comité pourrait devenir un centre ou pourrait gronder l'insurrection et se glisser l'anarchie. Le recrutement de ces bonnes volontés et de ces généreuses âmes est chose très délicate, et les médecins qui voudraient tenter l'application du projet que nous mettrons à exécution, ne se persuaderont jamais trop de la nécessité de choisir le Comité en dehors de toute question politique et religieuse. Qu'ils imitent la sage conduite du Dr Levraud, et qu'ils en

croient son expérience, quand il dit (263) : « Nous
sommes absolument indépendants, ne voulant pas
vivre d'une coterie ou d'une administration quelconque, quêtant chez tous, indistinctement, l'argent
dont nous avons besoin ; et nous nous permettrons
d'ajouter, pour les créateurs futurs, que si c'est là un
gros travail de début, c'est aussi une chance de succès prolongé, à l'abri de tous les faits de politique
locale, qui paralysent, dans nos petits centres, tant
de bonnes volontés ».

C'est au Comité que doit incomber la responsabilité de la comptabilité : le médecin doit s'effacer complètement : la caisse ne sera jamais placée chez lui, afin
que son honnêteté ne puisse jamais être soupçonnée.

Son rôle sera donc celui d'un médecin dévoué
et compétent et d'un directeur énergique et débon-
naire — en apparence — tout ensemble.

Si le budget se liquide par un excédent de recettes,
cet excédent pourra être partiellement employé à
l'achat de farines lactées, de layettes, qui seront dis-
tribuées comme récompenses, et à tel usage qui sera
jugé apte à encourager l'allaitement au sein. Nous
proposerons, en effet, de ne donner de récompenses
qu'aux femmes qui nourrissent exclusivement ou partiellement leur enfant au sein, excluant ainsi de ces
distributions les nourrices au sein mercenaires.

Un point important doit être élucidé, dont l'étude
trouve sa place toute naturelle au moment où nous
envisageons le point de vue financier de la Consultation Individuelle : *Les conseils médicaux doivent-ils
être donnés gratuitement ou non?*

Nous pensons qu'en règle générale — la Consultation Individuelle visant avant tout la classe laborieuse — les conseils médicaux doivent être donnés gratuitement ; de cette façon, le médecin pourra exiger l'assiduité des mères sans encourir le reproche d'âpreté au gain. Qu'on songe, en effet, — et l'on sera vite convaincu de l'absolue nécessité de la gratuité des conseils — à l'opinion que se formeraient beaucoup de femmes, parmi celles qui feront la masse de la clientèle, d'un médecin qui ferait payer chaque Consultation une somme donnée, même minime, et prétendrait exiger que les mères lui amènent leurs enfants chaque semaine ou chaque quinzaine !

Mais, dira-t-on, parmi les mères qui fréquenteront la Consultation, il en est qui pourraient payer les visites d'un médecin : il ne convient pas que ces mères soient dispensées sans raison de rémunérer le médecin. Ce raisonnement est fort juste : il nous paraît tout naturel que le médecin, qui dépense son temps, son activité, et plus encore, à secourir les miséreux, voit ses pertes réparées par autre part — et par là, nous entendons compensées seulement, *sans aucun gain*. Les mères riches, d'ailleurs, le comprendront d'elles-mêmes ; elles tiendront à honneur de s'acquitter envers le médecin, car elles ne consentiraient pas à une gratuité qu'elles considéreraient comme une aumône : ces versements seront une source de revenus, non pour le médecin, encore une fois. mais pour le budget de la Consultation.

Pour ceux auxquels les ressources permettraient de payer chaque visite et qui ne le proposeraient pas.

il est un moyen de résoudre la difficulté, en la tournant : Que le médecin ne leur réclame aucune somme d'argent, par fausse honte, où de peur de voir les enfants retirés par leurs mères, et pâtir de ce retrait, nous le comprenons aisément ; qu'il propose alors à ces mères de s'associer à l'œuvre, en faisant don de layettes (1), de bons de charbons, de viande, etc. Prises de cette façon, les mères n'oseraient refuser ; elles s'exécuteraient le plus souvent — plus ou moins de bonne grâce, mais peu importe — ne serait-ce que pour pouvoir ensuite tirer vanité de ce qu'elles considéreraient comme un acte de pure générosité.

Ici, comme pour le lait, les riches paieront pour les pauvres : et ce n'est que justice.

B. Fonctionnement matériel

1º Lait stérilisé au local de la Consultation. La bonne (ou l'employé) recevra le matin des laitiers le lait destiné à la distribution de la journée. Nous n'insisterons pas sur la nécessité de veiller à ce que la quantité remise réponde bien à la quantité demandée. En présence des laitiers, il sera prélevé un petit échantillon de lait, destiné à faire savoir si le lait présente toutes les garanties de fraîcheur désirables.

Puis, le nettoyage des bouteilles sera fait avec soin, (s'il n'a déjà été fait la veille dans l'après-midi) — ce qui serait préférable), à l'aide du va-bon-train, ou

---

(1) Nous sommes d'avis que ces layettes doivent être d'un modèle et d'une valeur uniformes.

plus simplement encore, à l'aide de la brosse montée, qui, bien maniée, permet d'aller tout aussi vite.

Pour la mise en bouteille, l'employé se servira de l'embouteilleuse automatique, ou d'un simple siphon plongeant dans le bidon de lait placé sur une table. Mais auparavant, et afin de gagner du temps, il aura placé sur chaque bouteille vide un collier dont le numéro correspondra au panier dans lequel chaque bouteille devra trouver place (le numéro du panier sera celui de l'enfant auquel il est destiné).

M. Budin recommande, avec raison, d'agiter le lait de temps à autre, avant la mise en bouteille et pendant cette opération, afin que ce soit avec le mélange — lait moyen — et non tantôt avec le dessus — lait riche — et tantôt avec le fond — lait pauvre en crème — que les flacons soient emplis.

La quantité de lait à mettre dans chaque flacon sera indiquée par la feuille de distribution de lait.

Les bouteilles seront ensuite recouvertes de leur capuchon de caoutchouc, et placées dans l'appareil Gentile. L'eau de l'appareil Gentile, chauffé au gaz, met 1/4 d'heure, avant d'atteindre son point d'ébullition (ou un peu plus si, comme il est préférable, on porte, par l'addition de sel marin en quantité proportionnée, son point d'ébullition à un degré plus élevé, à 102 ou 104 degrés par exemple).

L'ébullition est annoncée par l'apparition de la vapeur qui s'échappe entre la cuve et son couvercle : 45 minutes après, la stérilisation est achevée. Dès lors, le gaz est éteint, on ouvre le robinet inférieur de la cuve pour permettre à l'eau bouillante de s'échapper, et l'on ouvre en même temps le robinet supérieur par lequel une conduite déverse de l'eau froide dans la cuve. Il faut avoir grand soin d'ouvrir les deux robinets en même temps, afin de ne pas s'exposer à voir éclater tous les flacons, si l'eau froide est amenée dans la cuve, alors que l'eau bouillante en est complètement retirée.

En moins de cinq minutes, le refroidissement est suffisant pour permettre de retirer les flacons.

Lavage, embouteillage, stérilisation et refroidissement, quand ces opérations sont bien dirigées, demandent une heure et demie, pour 5o flacons.

Les bouteilles, retirées de l'appareil, seront placées respectivement dans leur panier, le collier numéroté qu'elles portent, devant être retiré au fur et à mesure qu'elles sont mises dans le panier.

Lorsque la première mère viendra chercher son lait, contre son jeton de paiement et son panier numéroté vide, on remettra le panier garni portant le même numéro d'ordre. Il sera prudent de vérifier l'état des bouteilles (bouteilles non endommagées, bouteilles lavées, nombre de capuchons) — cette casse et la disparition des capuchons devant être, nous l'avons dit, à la charge de la mère, et une réprimande devant lui être adressée si les bouteilles sont rapportées sales. La carte de lait sera poinçonnée.

Il ne restera plus qu'à ranger les paniers, laver les bouteilles rapportées par les mères et à nettoyer l'appareil de stérilisation.

La « cuisine » de la Consultation est, on le voit, fort simple.

2° LAIT STÉRILISÉ INDUSTRIELLEMENT. On remettra à la mère sa provision de lait contre un jeton et la restitution de la bouteille vide. La carte sera également poinçonnée. Les bouteilles vides seront remises au fournisseur le lendemain quand il apportera une fourniture nouvelle.

C. Fonctionnement médical

1° *Tous les enfants viendront-ils le même jour à la Consultation ?*

En théorie, il serait préférable, à tous points de vue, qu'enfants riches et enfants pauvres soient réunis le même jour, chacun étant visité à son tour. C'est ainsi que les choses se passent à la Goutte de Lait de Fécamp (M. Dufour les appelle des « Frères de lait », quelle que soit la classe de la société à laquelle ils appartiennent). Il est certain, notamment, — comme le fait remarquer Mauchamp, et comme il était facile de le prévoir, — que les mères des classes aisées (qui comprennent, le plus souvent, les exigences de la santé des enfants et s'astreignent à observer les prescriptions des médecins), seraient un exemple salutaire pour les classes laborieuses et peu dociles.

Mais ce qui est possible ici cesse de l'être là : à Rouen, pour ne citer que cette ville, il est impossible de réunir, à la même heure et dans le même local, les enfants des classes extrêmes.

Sur ce que nous ferons nous-même, ultérieurement, à ce point de vue, nous n'avons aucune idée bien arrêtée : nous craignons qu'il soit très souvent nécessaire d'avoir deux jours de visite.

Le jour de la semaine et l'heure à choisir dépendent trop directement du genre de la clientèle pour que nous puissons émettre une opinion motivée à ce sujet. Peut-être faudrait-il choisir de préférence un jour du début de la semaine, afin de surprendre, comme dans les crèches, les écarts de régime dûs aux fautes de régime commises trop fréquemment le dimanche.

2° *A quelles dates les enfants doivent-ils être présentés ?*

Nous poserons en principe, à la suite de notre Maître le Pr Budin, les règles suivantes :

a) Tout enfant, riche ou pauvre, mis à l'allaitement artificiel intégral ou mixte, ou pour dire plus simplement, en employant l'expression même de M. Budin, *tout enfant recevant du lait* doit être présenté tous les huit jours. De graves raisons, seules, peuvent légitimer des exceptions à cette règle formelle.

b) Tout enfant élevé exclusivement au sein maternel peut n'être vu que tous les quinze jours. Cette différence de traitement tient à ce fait bien connu que l'allaitement au sein maternel expose infiniment moins l'enfant aux troubles gastro-intestinaux.

Nous avons écrit volontairement sein « maternel ». Tout enfant élevé au sein par une nourrice mercenaire sera considéré, à juste titre, il nous semble, comme élevé d'une façon non naturelle, et partant, sera soumis à la même règle que les enfants mis à l'allaitement artificiel ou mixte.

Les enfants pourront être apportés plus souvent que nous l'avons indiqué, si leur état de santé l'exige.

3° Pendant combien de temps l'enfant devra-t-il suivre la consultation?

Les enfants, théoriquement, doivent suivre la consultation depuis la naissance jusqu'à l'âge de deux ans révolus. De cette façon, les accidents de la première dentition — *et les accidents mis à tort sur le compte de la première dentition* — seront empêchés, ou surveillés et traités aussitôt qu'apparus ; le sevrage sera méthodiquement dirigé ; on luttera, enfin, contre la fâcheuse tendance qu'ont presque toutes les mères, pendant la seconde année de la vie surtout, à donner beaucoup trop tôt à leurs enfants une nourriture plus substantielle. On ne persuadera que bien peu de mères de l'importance de ce précepte capital : Arrivé au début de la troisième année, l'enfant ne doit avoir pris que du lait, quelques cuillerées de farine lactée, sous forme de soupes, — et encore pendant les derniers mois seulement, — et quelques œufs frais, cuits à la coque, et peu cuits.

4° Résumé d'une séance.

Au jour et à l'heure fixés pour la pesée et la visite des enfants, les mères se présenteront au local de la Consultation. Il leur sera remis, en entrant, un numéro d'ordre, grâce auquel les enfants seront pesés et visités dans leur ordre d'arrivée.

Nous ne pourrons probablement pas imposer aux mères, comme le fait M. Budin, l'obligation d'amener *elles-mêmes* leurs enfants. Ce qui est possible dans la pratique hospitalière ne le serait probablement pas dans la pratique journalière. Aussi désespérons-nous de pouvoir appliquer scrupuleusement cette maxime que nous avons si souvent entendu répéter par notre Maître, à la Consultation de la Clinique Tarnier : « Je ne connais que les mères ! »

Cinq à six femmes seront introduites, en même temps, dans le cabinet du médecin, et déshabilleront aussitôt leurs enfants. La première arrivée remettra à la Dame Patronnesse la fiche de son enfant, pour que celle-ci y inscrive, successivement, le poids de l'enfant pesé complètement nu, la différence en plus ou en moins sur le poids précédent, et la moyenne, par jour, de l'augmentation ou de la diminution. Voici, pour faciliter ce calcul, un tableau qui donne toutes ces moyennes pour les augmentations et les diminutions, depuis 10 grammes jusqu'à 500 grammes par semaine.

Différence par semaine	Moyenne par jour	D.	M.	D.	M.	D.	M.	D.	M.
10	1.4	110	15.7	210	30	310	45.2	410	58.5
20	2.8	120	17.1	220	31.4	320	45.7	420	60
30	4.2	130	18.5	230	32.8	330	47.1	430	61.4
40	5.7	140	20	240	34.2	340	48.5	440	62.8
50	7.1	150	21.4	250	35.7	350	50	450	64.2
60	8.5	160	22.8	160	37.1	360	51.4	460	65.7
70	10	170	24.2	270	38.5	370	52.8	470	67.1
80	11.4	180	25.7	280.	40	380	54.2	480	68.5
90	12.8	190	27.1	290	41.4	390	55.7	490	70
100	14.2	200	28.5	300	42.8	400	57.1	500	71.4

L'enfant passera ensuite devant le médecin qui l'examinera, après avoir consulté les chiffres inscrits sur la carte de l'enfant, et notera sur le registre d'observation, la date de la visite, le poids de l'enfant, son augmentation ou sa diminution, la moyenne par jour, et tels renseignements qu'il jugera convenable. Ce n'est qu'ultérieurement, et à tête reposée, que ces renseignements seront reportés sur le graphique.

Sur la feuille de distribution du lait, il indiquera, s'il y a lieu, en abrégé, le nombre de bouteilles et la quantité de lait à mettre dans chaque bouteille : 9×60, par exemple, cette abréviation voulant dire 9 bouteilles de 60 grammes. Cette indication rapide servira, pendant toute la semaine, à renseigner la personne préposée à la préparation des flacons-repas.

Il notera la même indication sur la carte de l'enfant; inscrira, enfin, la date à laquelle l'enfant devra être ramené.

Pendant le temps que durera l'examen du premier enfant, le second sera déshabillé et pesé, afin d'éviter une perte de temps inutile ; et ainsi de suite.

L'enfant, qui vient d'être examiné, sera habillé de nouveau par la mère, et ne quittera la salle que complètement habillé. Dès qu'une mère quittera la salle de visite, une mère nouvelle y entrera, à son tour. Vingt ou trente enfants peuvent ainsi être examinés en une heure.

Avec cette façon de procéder, il y aura toujours quatre ou cinq mères assistant à l'examen du même enfant. Chacune d'elle verra donc examiner quatre enfants, en outre du sien : elle entendra les observations faites et les conseils donnés par le médecin à propos de quatre enfants, sans compter le sien. Les résultats qu'on obtiendra, par suite de cette façon de faire, seront infiniment plus sûrs que ceux que l'on peut espérer de la distribution — même à profusion — des « feuilles de vulgarisation ».

D. Discipline

Pour que la Consultation de nourrissons — et à plus forte raison la Goutte de Lait — rende tous les services qu'on est en droit d'en attendre, une condition primordiale doit être remplie : *il faut une discipline rigoureuse.*

Nous avons posé en principe que toute femme qui reçoit du lait pour son enfant doit l'amener tous les huit jours à la Consultation : cette règle est d'une importance capitale, et nous nous croyons autorisés à blâmer, à la suite du Pr Budin, les Gouttes de Lait qui laissent les mères, placées dans ces conditions, libres d'amener ou de ne pas amener leurs enfants, et celles qui se montrent trop accommodantes, sur ce point, avec les mères irrégulières. En matière d'allaitement artificiel, intégral surtout, il ne faut pas de défaillance : *la sécurité de l'allaitement est à ce prix.*

Toute mère qui n'amènera pas son enfant au jour qui lui a été fixé doit excuser son absence. Il sera indiqué, quelquefois, de faire contrôler (par la Visiteuse qui se sera jusqu'alors occupée de la mère) la vérité de la raison invoquée. Le médecin sera seul juge de la sanction à donner. Encore ne suffit-il pas d'exiger que les mères viennent à jour fixe : tous les praticiens connaissent le sans-gêne incroyable de beaucoup de femmes du peuple, qui sont persuadées faire assez d'honneur du médecin, en le choisissant, pour le considérer comme à la disposition entière de leurs caprices.

Il faudra, non seulement fixer l'heure de la Consultation, mais exiger, comme le fait l'Assistance Publique, par exemple, pour les consultations gratuites de ses hôpitaux, que les mères se présentent à la Consultation avant une heure donnée. Il faudra faire savoir que tout enfant amené, passé cette heure, ne sera pas reçu, et sera considéré comme n'ayant pas été amené par sa mère : sur cette absence, la mère devra encore s'expliquer.

Pendant la visite, le silence complet doit être la règle pour les mères. Comme le dit le Dr Dufour : « il faut bien faire comprendre aux mères, qu'à la Consultation, les petits ont seuls la parole ». Et ils s'en chargent !... se hâte-t-il d'ajouter.

En cas d'écart de régime -- suivi d'accidents, presque toujours, aussi la faute de la mère est-elle le plus souvent trahie par la balance — le médecin doit savoir, tout ensemble, gronder la mère, lui faire comprendre patiemment qu'elle a commis une faute, et, pour l'engager à ne plus recommencer, manifester devant elle la certitude qu'il a que cette faute ne se renouvèlera plus.

En cas de récidive, le médecin doit, sans raideur mais sans faiblesse, avertir la mère que si pareille chose se reproduit une seule fois, elle sera rayée, non du contrôle du lait, mais du contrôle même de la Consultation. Une exécution ou deux seront nécessaires, au besoin, au début, pour détruire chez les autres mères toute velléité d'imitation. Les mères qui assisteront à cette menace d'exécution, — à plus forte raison au renvoi — se le tiendront pour dit et avertiront les autres : ce n'est pas là un des moindres avantages de l'examen public des enfants.

Peut-être nous accusera-t-on de nous montrer d'une intransigeance et d'une sévérité excessives? Le fonctionnement régulier de la Consultation l'exige. « Lorsque des mères ne veulent pas se soumettre à nos conseils, dit M. Budin, nous refusons de nous occuper d'elles davantage, sans cela nous ne serions bientôt plus obéis par personne » (67). Nous avons pu apprécier les avantages et les inconvénients de deux directions diamétralement opposées : la bonté, la magnanimité et la patience envers les mères ne sont pas positivement récompensées comme on pourrait l'espérer, qu'on nous croie sur parole ! La direction de M. Budin, au contraire, faite à la fois d'une grande douceur et d'une grande fermeté — intransigeante assez souvent, — lui a permis d'obtenir des mères qu'il dirige une obéissance et un attachement qu'on ne se serait guère attendu à trouver dans un tel milieu.

Pour les mères qui ne donnent pas le sein à leur enfant, on ne peut guère hésiter entre le choix des punitions. Faut-il supprimer le lait ? Le procédé atteindrait les enfants, plus encore les mères. Il ne reste plus que le renvoi à temps ou définitif. Nous ne sommes guère partisan de la demi-mesure : nous pensons que le renvoi définitif sera d'un effet beaucoup plus salutaire sur les autres mères, — qu'en conséquence on ne sera guère forcé d'y recourir souvent.

Vis-à-vis des mères qui nourrissent au sein, — généralement beaucoup plus dociles, et dont la docilité est renforcée, nous le savons, par le refus que manifestent souvent leurs enfants d'être leurs complices —, nous sommes mieux armés.

Si les enfants ont été présentés à la Consultation assidûment, pendant trois mois consécutifs, s'ils sont bien tenus et s'ils vont bien (1), nous encouragerons et récompenserons les mères par des distributions de layettes. Nous espérons que l'aide généreuse qui nous sera prêtée nous permettra de faire plus.

En conséquence, la première punition dont nous pourrons user sera la suppression de la récompense, et en dernier ressort le renvoi.

Mais il n'est, pour ainsi dire, jamais nécessaire de sévir avec les mères-nourrices, nous sommes heureux de leur rendre cette justice. Serait-il téméraire d'en conclure que les mères qui nourrissent elles-mêmes leurs enfants sont des mères plus accomplies ?

E). Objections et Réponses

Nous avons examiné, au cours de l'exposé de notre projet de Consultation Individuelle, un certain nombre d'objections qui pouvaient lui être adressées, et nous y avons répondu. Nous avons cru préférable de ne pas les grouper toutes dans un chapitre unique, afin de ne pas être obligé à des redites inutiles.

---

(1) C'est la pratique de la Consultation de nourrissons de la Clinique Tarnier.

Parmi les objections que peut encore soulever l'application de ce projet, il en est qui s'adressent aux Consultations et Gouttes de Lait en général, et d'autres à la Consultation Individuelle en particulier.

Nous passerons les premières sous silence, à l'exception d'une seule, parce qu'elle a, au point de vue de la responsabilité du médecin, une importance .considérable ; c'est celle qui a trait aux dangers de contagion que présente le rassemblement des enfants. Ce reproche, malheureusement, n'est que trop fondé ; des faits de contagion ont été cités, observés tout au moins : en voici un cas remarquable, relaté par M. Porak, à la Société obstétricale de France, dans la séance du 4 Avril 1902 (345).

« Le 30 juillet, un père, dont l'enfant est à l'allaitement mixte, vient chercher le lait, au lieu et place de sa femme, atteinte de rougeole ; celle-ci demande si elle doit continuer à nourrir. On dit au mari que sa femme doit continuer de nourrir, mais que l'entrée de la Consultation lui est interdite avant la fin du mois d'août ; elle devra apporter un bulletin certifiant que l'étuve municipale a désinfecté son domicile.

» Le 4 août, nous ne sommes pas peu surpris de voir la nommée R. sortir de la salle d'attente pour nous présenter son enfant. Elle était en pleine période de desquammation. Nous la fîmes immédiatement quitter l'hôpital, non sans lui avoir adressé de vifs reproches, lui interdisant de venir chercher elle-même son lait : cela n'eut du reste pas grande influence sur elle, car le lendemain elle revenait à l'hôpital, dont je fus obligé de lui interdire formellement l'entrée.

» Malgré les mesures de désinfection du personnel et du local, malgré les mesures prises pour isoler les mères venant chercher leur lait, le 10, au matin, 3 enfants présentaient de la fièvre, de la toux et du coryza, et, bientôt, 11 sur les 31 enfants qui étaient présents à ce moment, présentaient les symptômes de la période d'invasion de la rougeole ».

A la Consultation de la Clinique Tarnier, les chances de contagion sont réduites au minimum, grâce à la précaution qu'a prise M. Budin de faire opérer — à l'instar de ce qui se fait aux Enfants-Malades, par exemple —, le « triage » des enfants au fur et à mesure qu'ils arrivent. Cette importante surveillance est confiée à un moniteur.

Dans une Consultation Individuelle, le danger de contagion ne pourra être évité, cela est incontestable. Mais, dans la pratique journalière, les médecins sont bien obligés de recevoir dans leur cabinet des « contagieux », d'une façon générale, et d'y recevoir ensuite des malades non contaminés. Peut-on leur interdire cette manière de faire ?

Nous reconnaissons que nous restons sans réponse valable devant l'objection du danger de contagion. Sur ce point, nous ferons comme M. Porak, et les autres accoucheurs et médecins, directeurs de Gouttes de Lait et de Consultations de nourrissons : sitôt qu'un enfant sera reconnu atteint d'une affection contagieuse, l'entrée de la Consultation lui sera interdite.

2). Tous les médecins, dira-t-on, ne se soucieront

pas d'organiser une Consultation Individuelle. Sans doute il est des médecins — et même ils seront en grand nombre — qui ne voudront pas, pour de multiples raisons, se charger d'appliquer notre projet, quelque simple, relativement, que paraisse son application. Nous n'avons pas, évidemment, la prétention d'imposer aux médecins notre manière de faire; que quelques médecins, seulement, suivent la voie que nous indiquons, et nous saurons nous montrer satisfait, tout en regrettant cependant que soit petit le nombre d'enfants arrachés ainsi à la mort.

3). A la campagne, le procédé rencontrera des difficultés d'application insurmontables : telle est l'objection qu'on ne manquera pas de nous faire. Nous convenons que les conditions sont infiniment plus favorables à la ville; mais l'exemple que nous donne Lop, de Marseille, nous montre bien que, pour nombreuses et redoutables que soient les difficultés, elles pourront souvent être vaincues. Lop, en effet, a organisé, et fait admirablement fonctionner, une véritable « Consultation Individuelle », par laquelle il surveille et dirige tous les enfants du 1er âge de la circonscription dont il a la charge. Cette constatation n'est pas faite pour nous décourager, où que nous installions notre Consultation.

4). L'insouciance et l'ignorance entêtée des mères, qui préféreront s'enfermer dans l'application quasi religieuse des pratiques de bonne femme, constituent une objection bien autrement redoutable. Contre cette force d'inertie, nous sommes à peu près désarmé. Ce n'est qu'à la longue, quand les bons résultats obtenus à la Consultation Individuelle commenceront à se répandre dans ces milieux rebelles au progrès, que les choses se modifieront. Nous comptons beaucoup sur les femmes dont nous aurons préservé ou guéri les enfants pour combattre l'erreur et les préjugés, et semer la bonne parole; mais nous convenons que ce n'est pas de sitôt que les préjugés disparaîtront!

Pour que les Consultations Individuelles soient florissantes, il faudrait que les sages-femmes, qui accouchent la plupart des femmes de la classe laborieuse, deviennent les auxiliaires des médecins; qu'elles persuadent les femmes et les adressent aux Consultations Individuelles, lorsqu'elles relèvent de leurs couches. Qu'elles fassent remarquer aux femmes qui nourriront leur enfant au sein que la Consultation est gratuite pour elles et qu'elles y peuvent recevoir des récompenses; qu'elles fassent voir aux femmes qui ne peuvent donner le sein, qu'outre les conseils, elles recevront à la Consultation du très bon lait, à un prix inférieur à celui qui leur sera vendu ailleurs.

Mais, pour que les médecins puissent compter sur cet appui des sages-femmes — et cet appui pourrait être considérable —, il ne faudrait plus que parmi les sages-femmes de certains quartiers, même dans les grandes villes, il y en ait encore dont l'éducation soit presque aussi nécessaire que celles des mères.

5.) L'organisation d'une Consultation Individuelle

soulève une délicate question de déontologie : *le mé-decin-directeur sera peut-être accusé de draîner à son profit tout ou partie de la première enfance de la loca-lité, en conséquence de s'attacher tous ces enfants, et d'amener les mères, presque à leur insu, à faire en-trer définitivement leurs enfants dans sa clientèle.*

Un tel reproche nous semblerait injuste, pour deux raisons, au moins :

1). Nous avons spécifié que le médecin, volontaire-ment, ne tirera aucun profit pécuniaire de son dé-vouement : c'est là un point trop bien établi anté-rieurement pour que nous y revenions ici ;

2). La Consultation aura pour but *unique* de veiller à la bonne hygiène alimentaire des nourrissons : c'est dire que la Consultation ne soignera pas un enfant atteint d'une angine ou d'une bronchite, porteur d'un panaris ou d'une adénite. Le type de Consulta-tion, que nous avons exposé et que nous défendons, ne doit, à aucun titre, ressembler à un Dispensaire ; aussi, tout enfant n'appartenant pas à la clientèle personnelle du médecin, atteint d'une affection qui ne sera pas la conséquence directe d'une hygiène ali-mentaire défectueuse, — exception faite pour la seule syphilis héréditaire —, sera immédiatement adressé à son médecin habituel.

Quittant la Consultation à deux ans, les enfants ces-seraient d'être vus par le médecin et lui reviendraient inconnus.

Cette façon de faire est, croyons-nous, de la plus haute importance, et le médecin-directeur d'une Con-sultation Individuelle doit y tenir énergiquement la main. S'il le fait d'une façon scrupuleuse, nous ne comprenons pas comment il pourrait être accusé de recourir à des voies détournées, — et, par là même, peu loyales - pour amoindrir, à son profit, la clientèle de ses confrères. Aussi sommes-nous convaincu que la Consultation Individuelle ne peut en rien troubler la bonne camaraderie qui doit régner entre tous les médecins.

Que s'il se trouve, au surplus, des médecins qu'obsède le succès d'une Consultation Individuelle, rien ne les empêchera de tenter la création de Consultations rivales : c'est même ce que nous désirons ardemment — et nous l'affirmons avec une sincérité que nous ne permettrons guère de mettre en doute. Nous voudrions voir créer plusieurs Consultations Individuelles dans un même centre : il y aurait, alors, une stimulation entre les médecins-directeurs, et ce serait l'Enfance qui en récolterait les fruits : un semblable spectacle nous causerait une joie profonde, qu'il nous sera peut-être donné d'éprouver, car les médecins ne sont avares, que nous sachions, ni de leur temps, ni de leur dévouement.

6). Tous les médecins ne sont pas aptes à mener à bien une telle œuvre.

Nous sommes obligé de nous incliner devant cette objection. Quelque grand que soit notre désir de voir les médecins inattaqués dans leur science de praticiens, nous reconnaissons qu'un certain nombre d'entr'eux manquent de l'instruction nécessaire pour bien conduire l'allaitement des enfants. Il en est, pour eux, de la connaissance de l'allaitement comme de celle de l'asepsie. Malgré les débats des sociétés scientifiques, malgré l'éclatante démonstration que fournissent les statistiques opératoires des services où l'asepsie est observée rigoureusement, un très grand nombre de médecins continuent à commettre les fautes les plus lourdes, au cours des interventions qu'ils ont à pratiquer. Les patients, heureusement, dans les petites villes et les villages, sont assez robustes pour atténuer les effets d'une propreté incomplète : les enfants s'accommodent moins bien, hélas! des fautes de diététrique ou d'une direction insuffisamment éclairée.

Science neuve, comme l'asepsie, la science de l'allaitement n'est que demi-connue de beaucoup de médecins qui vivent, pour la plupart, sur ce qu'ils ont appris durant leur temps d'étude. Ils ont vu leurs idées combattues, puis détruites, les idées les plus contraires soutenues avec force, au sein des sociétés savantes et dans les journaux médicaux ; beaucoup d'entr'eux, de peur de se trouver désemparés, se contentent de ce qu'ils ont acquis autrefois — ce qui ne saurait être suffisant aujourd'hui. La période d'incertitude par laquelle passe nécessairement toute question longuement discutée, approche maintenant de sa fin. Si la science n'a pas encore dit son dernier mot sur les modifications chimiques et biologiques du lait stérilisé, la grande supériorité de ce lait sur tous les autres a trop bien été démontrée pour qu'on hésite encore à lui donner la première place dans l'allaitement artificiel. Que de médecins, cependant, même parmi ceux qui sont consacrés chaque jour, n'ont guère de vues bien nettes sur la façon dont ils doivent élever les enfants qu'on leur confie ! « Ce ne sont pas les familles, écrit le Dr Rousseau-de-Saint-Philippe, en parlant des difficultés de l'allaitement artificiel, ce sont les médecins eux-mêmes qui devraient diriger cette très difficile et très délicate entreprise, au moins au début....., *et il faudrait qu'ils fussent pénétrés de tous ces préceptes, pour donner de bons conseils* ». (289)

Et maintenant, combien de médecins privent les enfants du sein de leur mère pour des raisons médicales qui leur paraissent formelles et qui sont le plus souvent insuffisantes ! Combien n'est-il pas de médecins qui considèrent le retour des règles, chez les nourrices, comme entraînant la nécessité de la cessation immédiate de l'allaitement ! Combien de médecins, insuffisamment instruits de la pathologie du mamelon et de la glande mammaire, laissent s'installer les crevasses, la lymphangite, la galactophorite, dont la plupart des abcès chauds du sein, chez la femme qui nourrit, ne sont qu'une complication. Un traitement précoce et énergique arrête le plus souvent la maladie et empêche la complication ; une hygiène rigoureuse du mamelon permet toujours d'éviter l'une et l'autre.

Ainsi se trouveraient écartées toute une série de causes trop souvent invoquées pour interdire aux mères l'allaitement au sein.

Aussi nous permettra-t-on de formuler les vœux suivants :

1º Que la pathologie mammaire et l'allaitement soient enseignés longuement dans les Facultés de Médecine, dans un cours rigoureusement obligatoire ;

2º Que les étudiants soient astreints à venir apprendre, dans une Consultation de nourrissons, (comme cela se passe à la Clinique Tarnier), comment, dans leur pratique journalière, ils devront comprendre et diriger l'allaitement. Nous avons été heureux de voir ces vœux exprimés dans des termes à peu près identiques, par un des médecins les plus compétents, sinon le plus compétent, en matière d'allaitement artificiel, M. le Dr Variot. Voici ce qu'il écrivait (417) :

« Les médecins sont incontestablement les hommes les plus qualifiés pour répandre dans le public les admirables progrès de l'allaitement artificiel. Aussi faut-il d'abord qu'eux-mêmes soient bien pénétrés de l'importance primordiale de l'hygiène alimentaire de la 1re enfance, qu'ils approfondissent, durant le temps de leurs études classiques, les difficultés et les problèmes techniques se rattachant à l'allaitement. L'organisation actuelle des cours pratiques dans nos Facultés est telle que les étudiants ne peuvent acquérir une instruction solide sur ces matières complexes. Le stage obligatoire dans les services de gynécologie et d'accouchement sert surtout à familiariser l'étudiant avec les manœuvres de l'obstétrique... Dans nos hôpitaux d'enfants, les nourrissons apportés malades sont dans un état très grave, ils séjournent trop peu de temps : l'hôpital est un mauvais champ d'études pour l'allaitement.

» Il serait donc désirable que, dans l'avenir, les étudiants fussent appelés à suivre, pendant trois mois au moins, une fois chaque semaine, les inspections hebdomadaires faites dans les Consultations de nourrissons fonctionnant régulièrement.

. . . .

» Un enseignement pratique de ce genre aurait, sans doute, la plus heureuse influence pour dissiper les préjugés trop nombreux qui règnent encore sur l'allaitement, aussi bien dans les villes que dans les campagnes ».

Le fonctionnement régulier de la Consultation de nourrissons suppose donc une grande compétence de la part du médecin-directeur : c'est dire que son application en grand, par la Consultation Individuelle, ne peut pas être réalisée dès maintenant : mais, pour la santé et pour la vie des enfants, — comme pour le cœur des mères —, nous avons foi dans un avenir meilleur.

———

CONCLUSIONS

I

1" Les femmes ne sont nullement préparées à leur rôle de mères. Qui les en instruit? Les vieilles femmes, les voisines, et de bonne heure les crèches. Aussi les enfants sont-ils nourris d'une façon tout à fait défectueuse.

2° En conséquence, sans parler des reliquats que gardent bon nombre des survivants devenus adultes, les jeunes enfants succombent dans des proportions énormes, entre 0 et 2 ans. Le pourcentage de mortalité infantile, qui reste stationnaire ou même diminue dans certains départements, va en augmentant dans un très grand nombre.

II

3° Pour remédier à ce déplorable état de choses, beaucoup de procédés ont été indiqués et essayés. Nous en avons envisagé plusieurs, après les avoir un peu artificiellement groupés en : procédés extra-médicaux et procédés où le rôle du médecin est prépondérant.

4º Parmi les procédés extra-médicaux, il en est que nous n'avons fait, pour ainsi dire, que nommer :

Les mesures préventives, *refuges, refuges-ouvroirs, asiles* pour femmes enceintes, qui ressortissent au domaine de l'assistance sociale bien plutôt qu'au domaine médical.

D'autres nous ont paru d'une utilité contestable :

Les *primes d'élevage ;*

Le *certificat médical obligatoire pour les nourrices et les mères ;*

5º Après avoir dit quelques mots de la *charité privée,* cette mine inépuisable de bonnes volontés et d'aides généreuses, nous nous sommes attaché plus spécialement à l'étude critique de quelques procédés, dont la mise en pratique s'impose cependant, de quelques organisations dont l'absolue nécessité est évidente :

L'*Assistance de la mère,* dont le but est : « que l'enfant ne soit pas séparé de sa mère » ;

Les *Distributions de lait stérilisé,* qui doivent s'organiser dans les moindres bourgs, mais fonctionner, nous semble-t-il, sous les réserves que nous avons formulées ;

Les *Prospectus de vulgarisation* des règles de l'allaitement, appelés, sans nul doute, à rendre quelques services, mais qui, pour beaucoup de femmes, craignons-nous, remplaceront les conseils du médecin, et cela au grand détriment de la santé des nourrissons;

Les *Crèches,* qui viennent au secours des mères obligées de travailler hors de chez elles, mais où la science de la Puériculture est trop souvent à l'état rudimentaire; elles méritent en effet, en grand nombre, cette sévère appréciation de M. Variot : « Les crèches sont des pépinières d'enfants atrophiques » ;

Les *Pouponnières*, véritables crèches réservées aux mères sans domicile particulier, mais dont l'entretien engloutit des sommes d'argent considérables, peu en rapport avec le petit nombre d'enfants secourus ;

Les *Crèches d'usine* qui viennent en aide aux mères-nourrices qui travaillent à l'atelier, et sauvegardent en même temps les droits imprescriptibles de l'enfant à sa mère ;

Les *Crèches de sevrage* et les *Garderies*, grâce auxquelles seront en partie évitées les fautes grossières commises par les parents au moment du sevrage et dans les premiers temps qui suivent le sevrage ;

Les *Hospices pour enfants abandonnés* ;

La *Loi Roussel*, expresssion d'un admirable élan de charité et de solidarité humaines, mais dont les effets ne répondent nullement à la pensée généreuse de son éminent promoteur et des Chambres qui l'ont votée ; la loi est trop souvent tournée, beaucoup trop d'enfants échappent à sa surveillance, et l'action du médecin est infiniment trop restreinte : c'est pour cette dernière raison, d'ailleurs, que nous avons mis la loi Roussel au nombre des procédés extra-médicaux.

6° Les formations médicales n'ont pas la même multiplicité ; ce sont les

Consultations de nourrissons ;

Gouttes de Lait ;

Consultations-Patronages

et autres formations similaires, quelles que soient les dénominations. Leur principe est unique : Surveiller régulièrement les nourrissons pendant toute la 1ʳᵉ enfance, conduire leur alimentation d'une façon méthodique par la direction des mères-nourrices et la distribution éclairée de bon lait.

7° Leurs avantages sont positifs ; parmi ceux-ci, nous avons mentionné : conseils (sensés cette fois) dictés par la science et l'expérience médicales ; — heureux résultats dûs à l'émulation maternelle ; — sevrage prématuré évité ou retardé ; — maladies prises à leur début et, par là même, plus facilement enrayées, la gastro-entérite et la syphilis congénitale notamment.

Les résultats statistiques, très encourageants, montrent bien l'efficacité des formations médicales.

8° Nous avons essayé de montrer que le reproche, adressé à quelques organisations médicales, d'encourager l'allaitement artificiel, au détriment de l'allaitement maternel, est injuste, lorsqu'il est formulé de cette façon ; que pour comprendre les différences qui existent dans les proportions d'allaitement naturel et artificiel — et partant dans les statistiques de morbidité et de mortalité — il faut tenir un grand compte des différences souvent profondes que l'on rencontre dans les clientèles des diverses organisations médicales existantes.

9° Toutefois, il faut reconnaître que certains médecins pensent — à tort, à notre avis — qu'il n'est pas nécessaire de faire venir aux Consultations et Gouttes de Lait les enfants nourris au sein : cette opinion permet d'expliquer, dans de certaines limites, la prédominance, très marquée dans quelques cas, de l'allaitement artificiel sur l'allaitement maternel.

10° Peut-être aussi les médecins pourraient-ils combattre avec plus d'opiniâtreté les tendances qu'ont beaucoup de mères à se décharger, sans raisons absolument plausibles, de tout ou partie des charges de la Maternité.

11° L'affluence même de la clientèle nous paraît être une condition fâcheuse pour permettre au médecin de diriger pour le mieux l'alimentation de tant de petits êtres, de persuader les mères et d'amener, au besoin par des encouragements palpables, nombre d'entre elles à nourrir, qui semblaient disposées à ne pas le faire.

C'est pourquoi nous avons songé à proposer le morcellement des grandes Consultations et Gouttes de Lait, en autant de formations indépendantes, auxquelles nous avons donné le nom de « Consultations Individuelles de nourrissons ».

III

12° En donnant à notre projet de Puériculture pratique le nom de Consultation Individuelle de nourrissons, nous avons voulu indiquer, d'une part, que cette formation aura surtout pour but de *conseiller les mères*, et, accessoirement, de distribuer du bon lait aux nourrices insuffisantes et aux femmes mises, pour des raisons irréfutables, dans l'impossibilité de nourrir au sein leurs enfants ; que, d'autre part, chaque médecin pourrait avoir sa Consultation de nourrissons.

13º L'organisation matérielle exige un emplacement peu considérable, que chaque médecin a, chez lui, à sa disposition. Le mobilier et le matériel indispensables seraient peu coûteux, car le nombre des enfants — parce que restreint — ne nécessiterait que des appareils petits et des « accessoires » en petit nombre. La charité privée viendrait indubitablement au secours du médecin pour aider aux dépenses d'installation première et subvenir aux frais de fonctionnement, que ne couvriraient pas les versements effectués par les bénéficiaires de la Consultation Individuelle.

14º Le fonctionnement, qu'une description fait nécessairement paraître compliqué, serait, en pratique, d'une assez grande simplicité.

15º Pour qu'il s'effectue régulièrement, il faut un ordre parfait, une bonne discipline, faite à la fois de douceur et de fermeté.

16º Parmi les objections que soulève ce projet, il en est une au moins de très grande valeur, et devant laquelle nous devons nous incliner : la Consultation Individuelle suppose, chez le médecin, une connaissance approfondie de la science de l'allaitement, et la foi dans l'importance d'une hygiène alimentaire scrupuleuse : or, nous déplorons d'avoir à constater que peu de médecins, relativement, possèdent et cette science et cette foi.

17º C'est pourquoi, en terminant, dans notre ardent

désir de voir les enfants sauvés en grand nombre et
les mères consolées, nous demandons l'institution,
dans les Facultés, d'un enseignement complet sur la
Puériculture, et dans les hôpitaux, d'un enseignement pratique, par un stage obligatoire dans les Consultations de nourrissons qui fonctionnent actuellement dans quelques-uns d'entre eux.

INDEX BIBLIOGRAPHIQUE [1]

. Amans. — Etude sur la loi Roussel. Th. Toulouse, 1897-1898.

.. Annales de la Société obstétricale de France. Août 1901. Paris-Doin.

,. Annuaires statistiques de la France.

.. Annuaires statistiques de la Ville de Paris.

,. Apert. — Alimentation des enfants du 1er âge. Bulletin médical, 17 sept. 1895.

,. Arnauld (Dr Léonard). — Note sur l'Assistance Publique dans les communes suburbaines de la Seine. Paris Chaix 1900.

'. Assistance Publique (Publication de l'administration générale de l'). — Règlement d'administration publique sur l'organisation de l'assistance à domicile de la Ville de Paris, Décrets du 12 août 1886 et du 15 nov. 1895. Paris-Hénon 1886-95.

,. Assistance Publique en 1900 (Publication de l'administration générale de l'). — Montévrain, Ecole d'Alembert, 1900.

,. Audion. — Discussion de la communication du Dr Vildermann : « La consultation des nourrissons au dispensaire de Rothschild de Berck ». Soc. obst. de France. Séance du 4 avril 1902.

,. Auvard. — Le nouveau-né.

. Babonneix. — Les lavages de l'intestin chez l'enfant. Gaz. des Hop., p. 104 et 105.

,. Balestre et Giletta de Saint-Joseph. — Etude sur la mortalité de la première enfance dans la population urbaine de la France, de 1892 à 1897. Paris-Doin, 1901.

13. Ballaud. — Réorganisation des secours à domicile et du service médical et pharmaceutique des bureaux de bienfaisance. Montévrain, Ecole d'Alembert, 1891.

14. Baratier. — La Puériculture obligatoire. Mois médical, 1901.

15. Barthès. — Protection des enfants du premier-âge en Eure-et-Loire pendant l'année 1899. Revue philanthropique, 13 avril 1900.

16. Barthez. — Des causes de la mortalité des enfants dans leur première année d'existence et des moyens d'y remédier. Revue d'hygiène, juillet 1898.

17. Bouzon (Jacques). — La législation de l'enfance, 1789-1894. Paris-Guillaumin, 1894.

18. Bauzon. — De l'utilité des crèches de sevrage. Journal de clinique et de thérapeutique infantiles, 28 avril 1898.

19. Bécherel. — Etude de quelques causes de mortalité infantile dans le département des Côtes-du-Nord. Th. Paris, 1899.

20. Beck. — Contribution expérimentale à l'expertise du lait du commerce. Revue d'hygiène et de police sanitaire, 20 mai 1901.

21. Belluze. — Une crèche à Paris, 1890-97. Annales d'hygiène, 1898.

22. — Bulletin des Crèches. Tome V, p. 193.

23. Beretta. — Rapport sur l'assistance infantile du département de la Somme, de 1880 à 1897.

24. Bergerac et d'Heilly. — Hygiène infantile. Encyclopédie d'hygiène et de médecine publique. Livre IX.

(1) Nous avons rassemblé ici un certain nombre d'indications bibliographiques, destinées à faciliter recherches à ceux qui voudraient approfondir des sujets que nous n'avons pu, tant ils sont vastes, effleurer dans notre Thèse.

Nous avons limité nos recherches aux dix dernières années, en nous occupant exclusivement des vaux faits en France, sur la Puériculture. Nous avons, à dessein, à peu près passé sous silence tout qui a trait au Lait et à l'Allaitement théorique. Nous renvoyons, pour la Bibliographie de ces deux stes sujets, au remarquable Index qu'a fait publier le Dr H. de Rothschild (Bibliographia Lactaria, ris-Doin 1900), ainsi qu'aux suppléments qui ont paru depuis.

25. BERLIOZ. — Emploi du lait stérilisé chez les nourrissons. Journal de Clinique et de Thérapeutique infantiles, 23 janvier 1896.

26. — Académie des Sciences, juin 1897.

27. — Note à l'Académie de Médecine sur les résultats de l'emploi du lait stérilisé à Grenoble, 1897.

28. BERNSTEIN. — Le danger du lait stérilisé. Journal de Médecine de Paris, 3 mars 1901.

29. BERTHOD. — Médecine Moderne, 26 nov. 1898.

30. BERTILLON. — Annuaires statistiques de la Ville de Paris, 1893-94-95-96-97.

31. — La Puériculture à bon marché. Revue d'hygiène et de police sanitaire, avril 1897

32. — Le problème de la dépopulation. Paris, Colin, 1897.

33. — Du degré d'efficacité de la loi du 24 décembre 1874. Revue d'hygiène et de police sanitaire, 20 août 1902.

34. BERTRAND. — Puériculture pratique : Quelques réflexions sur l'élevage des enfants à la campagne. Thèse de Paris, 1897.

35. BÉZY. — Statistique du service spécial des diarrhées d'été. Annales de Médecine et de Chirurgie infantiles. 1er Mai 1899, p. 337.

36. BIEDERT. — De l'alimentation des enfants en bas âge, 1893.

37. — Alimentation des nourrissons ; soins à la mère et à l'enfant. Annales de Médecine et de Chirurgie infant., 15 janvier 1901.

38. BLACHE (René). — La protection de l'enfance dans le département de la Seine en 1893.

39. BOCQUILLET. — La protection de l'Enfance. Sage-femme, Paris, 1899.

40. BOISSARD. — Du lait stérilisé : son usage, son emploi, ses dangers. France médic. 1893, n° 34.

41. — De l'alimentation des nouveau-nés par le lait maternisé. France méd. 1895, n° 33.

42. — De l'alimentation des nouveau-nés par le lait maternisé. Préparation, usages et propriétés. Archives de Tocologie, mars 1896.

43. — Hygiène alimentaire de l'enfance. L'Obstétrique, II, janvier 1897.

44. — L'alimentation lactée et les nouveau-nés à Paris. Revue philanthropique, 1897, n° 4.

45. BOISSARD et BARBÉZIEUX. — Mères et nourrissons, Paris, 1892.

46. BONIFAS. — Du coupage du lait chez les enfants du 1er âge. Progrès médical, 24 février 1900.

47. BOQUEL. — Une Conférence du Pr Budin sur l'allaitement. Arch. Médic. d'Angers, 20 novembre 1900.

48. BORDE. - Lait stérilisé par un nouveau procédé. Journal de Médecine de Bordeaux, 16 octobre 1898.

49. — Les Fécules chez les Nourrissons. Arch. de Médec. des Enfants. Juillet 1901.

50. BOUCOIRAU. — Rapports sur les Enfants assistés et moralement abandonnés et protection du 1er âge pour l'année 1898.

51. BOUCHER. — L'œuvre de la Goutte de lait. Union médicale du Canada, avril 1901.

52. BOUCHUT. — Hygiène de l'enfance. Bulletin de l'Acad. de Médec. Séance du 7 août 1894.

53. BOUJU. — Assistance des enfants placés en nourrice. 2e Congrès international d'assistance. Rouen, juin 1897.

54. BOURIER. Considérations sur la sécrétion lactée de la femme. (Augmentation, Retour, Etablissement tardif) Th. Paris 1901.

55. BRESSET. — Discussion de la communic. du Dr Levraud (Saumur). Soc. obst. de France. Séance 4 avril 1902

56. — Résultats fournis par la pesée mensuelle des nourrissons secourus par le bureau de bienfaisance du XIII arrondissement. Obstétriq. 1902 p. 33.

57. — Les consultations de nourrissons e l'allaitement maternel. Ann. de Gyn et d'Obst. Juin 1902.

58. BREUILLÉ. — Rapport sur le fonction des crèches à Paris. Journal de Clin niq. et de thérap. inf. 1895, n° 51.

59. BRIENS. - Quelques considération sur les causes invoquées pour supprimer l'allaitement au sein. Th Paris, 1902.

60. BRIEUX. — " Les Remplaçantes ".

61. BROUSSIN. — La goutte de lait de Versailles. Arch. de Méd. des Enfants. Juin 1901.

62. BRUEYRE. — Les Pouponnières. Rev d'Assistance, 1897.

63. BRUNON. — L'œuvre de la Goutte de lait de Rouen. (Rapport semestriel). Revue philanthropique, 10 mars 1901.

64. — Rapport annuel sur l'œuvre de la Goutte de lait de Rouen, 1901.

65. Bulletins hebdomadaires de statistique municipale de la Ville de Paris.

66. BUDIN. — Le Nourrisson. Paris-Doin, 1900.

67. — Bulletin de l'Académie de Médecine. Séance du 25 juillet 1893.

68. — Allaitement par le lait stérilisé. Bulletin de l'Académie de Médecine. 17 juillet 1894.

69. — Influence de la santé des nourrices sur la santé des nourrissons. Société obst. de France, avril 1896.

70. — Rapport à la commission des crèches sur l'alimentation des nourrissons. Annales d'hygiène 1896, et Obstétriq. sept. 1896.

71. — Service des enfants débiles à la Maternité en 1895. L'Obstétrique, 1896, p. 444.

72. — Femmes en couches et nouveaunés. Paris, Doin, 1897.

73. — Séance de l'Acad. de Méd. du 1er juin 1897.

74. — Le lait stérilisé. Journal des praticiens, 5 juin 1897.

75. — Troubles survenus chez des nourrices; retentissement sur leurs nourrissons. Journal de Clin. et de thérap. inf., 1897, n° 7.

76. — L'alimentation par le lait. Annales d'hygiène publique, 1897.

77. — Allaitement des enfants : progrès réalisés. Revue philanthrop., 1897, n° 1.

78. — Sur l'alimentation des enfants débiles. Obstétrique, 1899. p. 432.

79. — Les consultations de nourrissons. Bulletin de l'Académie de Médecine, 3 S. XLII, 25 juillet 1899.

80. — Les consultations de nourrissons. Progrès médical, Paris 1899. 3e S. X.

81. — Service des enfants débiles à la Maternité, 1896-97. Obstétrique 1899, p. 107.

82. — Remarques sur la valeur de la courbe de poids chez les nourrissons, en particulier sur l'augmentation brusque et considérable du poids chez certains enfants, dans les jours qui précèdent immédiatement la mort. Société d'Obst. de Paris. Séance du 19 avril 1900. Annales de Méd. et de Chir. inf., 15 juin 1900.

83. — De la Puériculture après la naissance (Rapport). Obstétrique. 15 sept. 1900.

84. — L'allaitement. Revue scientifique, 15 juin 1901.

85. — Étude sur la mortalité de la première enfance. L'Obstétrique 1901, p. 422.

86. — Des moyens de combattre la mortalité infantile. Revue philanthropique, 10 janvier 1902.

87. — Discussion de la Communication du Dr Lop (Marseille). Soc. Obst. de France, Séance du 4 avril 1902.

88. — Discussion de la communication du Dr Levraud (Saumur). Soc. Obst. de France. Séance 4 avril 1902.

89. — Alimentation de la première enfance. Progrès médical, 5 juillet 1902.

90. BUDIN (et TARNIER). — Traité de l'art des accouchements.

91. BUDIN. — Les consultations de nourrissons. Revue philanthropique, 10 juin 1902.

92. — Alimentation de la première enfance. Ann. de Méd. et de Chir. inf. 1er août 1902.

93. BUDIN et CHAVANNE. — Note sur l'allaitement des nouveau-nés. Progrès médical, 1892.

94. — De l'emploi, pour les nourrissons, du lait stérilisé à 100° au bain-marie. Acad. de méd. Séance 25 juillet 1893.

95. — De l'emploi, pour les nourrissons, du lait stérilisé à 100° au bain-marie. Acad. de méd. Séance 17 juillet 1894.

96. BUDIN et MICHEL. — Recherches sur l'alimentation des enfants débiles : emploi des produits de digestion artificielle du lait de vache. Obstétrique, Paris, 1897.

97. — Sur l'utilisation des graisses dans l'organisme du nourrisson. Société obstétricale de Paris. Séance du 15 juin 1899.

98. BUTTE. — Le lait. Ann. de Méd. et de Chir. inf. 1er août 1902.

99. CAMESCASSE. — Un des méfaits du lait stérilisé. Bull. gén. de thérap. 8 mai 1902.

100. CARON. — Rapport annuel (1899), sur la Goutte de lait Hâvraise.

101. CARON. — Œuvre de la Goutte de lait Hâvraise; Règlement. Le Hâvre 1898.

102. Cayla. — Maternisation de l'allaitement artificiel. Journ. des Praticiens 1er Mars 1902.

103. Cazeneuve. — Recherches sur la stérilisation du lait et la fermentation lactique. Bulletin de l'Académie de Médecine. Séance du 19 mars 1895.

104. Coston. — De l'élevage de l'enfant. J. de clin, et de Thér. inf 1er Déc. 1898.

105. Chadzynska (Mme Julia). — De la graduation des tétées et de l'allaitement artificiel par le lait stérilisé. Th. Paris, Juillet 1901.

106. Champetier de Ribes. — Doit-on continuer à recommander l'emploi du lait stérilisé dans l'allaitement mixte et lors du sevrage des nourrissons parisiens? Comptes-rendus de la Société d'Obst , de Gyn. et de Pæd. de Paris. Février 1902.

107. Champetier de Ribes. — Doit-on continuer à recommander l'emploi du lait stérilisé dans l'allaitement et lors du sevrage des nourrissons parisiens? Revue prat. d'Obst. et de Pæd. Avril-Mai-Juin 1902.

108. Charles. — Allaitement des nouveau-nés. Consultation des nourrissons. Journ. d'Acct de Liège nos 1, 8 et 15 sept. 1901.

109. Charpentier. Rapport sur les mémoires adressés à la commission de l'Hygiène de l'enfance (Service de l'Inspection départementale); mortalité du premier-âge pour toute la France. Bulletin de l'Acad. de méd. Séance du 7 Nov. 1893.

110. — Rapport sur les mémoires de M. Guyot (Garderies d'enfants) et de M. Lédé (nouveau-nés en nourrice) Acad. de méd. Séance du 9 Janvier 1894.

111. — Rapport : Statistique de la mortalité infantile pour l'année 1892. Bulletin de l'Académie de Médecine. Séance du 13 Nov. 1894.

112. — Sur l'emploi du lait stérilisé pour l'allaitement artificiel. Bull. acad. de méd. Séance du 29 déc. 1896.

113. Chaumier. — Gaz. méd. du Centre, Octobre 1898.

114. Chauvenet. — Contribution à l'étude de l'allaitement artificiel. Th. 1897.

115. Chavanne. — Semaine médicale 1892.

116. — Du lait stérilisé, son emploi dans l'alimentation des nouveau-nés. Thèse, Paris 1893.

117. — Des laits stérilisés à l'usage des nourrissons. Union médicale, 1893. n° 47.

118. — Stérilisation du lait. Archives de Tocol. et de Gynécol. XXI. (Paris 1894. 38-52).

119. — Une année de consultation rue du Chemin-Vert. L'Obstétrique II 1896.

120. — Discussion de la communication du Dr Vildermann Soc. d'Obst. de Fr. Séance du 4 Avril 1902.

121. — Discussion de la communication du Dr Lop. (Marseille). Soc. obst. de Fr. Séance du 4 Avril 1902.

122. — Du lait stérilisé, son usage, son emploi, ses dangers France médicale 34, p. 465.

123. Chéron — Les dangers du lait et les moyens de les combattre. Gaz. des Hôpitaux 1892. n° 90

124. Colbat. — Lyon méd. 6 Sept. 1896.

125. Comby. — Le lait stérilisé. Med. mod. 1894, n° 21.

126. — Dispensaire de la Société Philanthropique, 166, rue de Crimée, Société médicale des Hôpitaux, Paris 1896. Médecine Moderne, 14 Mars 1894.

127. — Société médicale des Hôpitaux, 18 Juin 1897.

128. — Scorbut infantile et alimentation par le lait maternisé Semaine Médicale, 17 Juillet 1901.

129. — Un nouveau cas de scorbut infantile. Rev. d'hyg. et de police sanit 20 Juillet 1902.

130. — Traité des maladies de l'enfance, (Grancher, Comby, Marfan).

131. Congrès de protection de l'Enfance. Bordeaux 1895.

132. Congrès des sociétés savantes de Paris et des départements. Avril 1898.

133. Cottigny. — Diète hydrique chez les nourrissons. Journal de médecine et de chirurgie pratiques, 10 Février 1899.

134. — Suppression absolue du lait de vache, de chèvre, du lait même stérilisé, chez les petits enfants, pendant l'époque caniculaire ou la période des grandes chaleurs. Journ. de Méd. et de chirur. pratiques, 10 Fév. 1899.

135. Courdoux. — Des moyens de combattre la mortalité des nouveau-nés. Journ. de clin. et de thérap. infantiles, 1895, n° 19.

136. Courtault — De la protection des enfants du 1er âge. Paris 1894.

57. COUTANT. — Autour du berceau. La Mortalité en France. Mortalité des enfants en bas-âge. L'allaitement artificiel rendu salutaire. Paris, Maloine, 1896.

58. DAIN. — Conseils aux jeunes mères. Biarritz, 1895.

59. DELESTRE. — Les troubles digestifs chez les enfants nourris au sein. Revue pratique d'Obstétriq. et de Pædiatrie. Mars-Avril 1901.

60. DÉMELIN. · De l'allaitement maternel pendant les premières semaines qui suivent l'accouchement. Revue obstétric.internation.20 Janvier 1896.

61. — Contre-indication de l'allaitement maternel. Revue obst. internation. 1er Juillet 1898 p. 145.

62. DEMENLENAERE. — Quelques documents relatifs à la mortalité par gastro-entérite chez l'enfant, en particulier pendant l'année 1897, à Lille. Th. Lille 1898.

63. DEPASSE. Rapport au Ministre de l'Intérieur sur le service de la protection du 1er âge, dans le département de la Seine, en 1894.

64. — Le service de protection du 1er âge dans le département de la Seine en 1895. Revue des mal. de l'Enfance. Août 1897 p. 373.

65. DES CILLEULS (Alfred). — Des secours à domicile de la ville de Paris, historique et réformes. Paris, Berger-Levrault, 1892.

66. DESFOSSES — La goutte de lait de Versailles. Presse médicale, Juillet 1901.

67. — A propos de la goutte de lait. Presse médicale, 18 Sept. 1901.

68. — La question du lait. Presse Méd. 23 Avril 1902.

69. DE SINÉTY. — Remarques relatives à la sécrétion lactée. Comptes-rendus hebdomad. des séances de la société de Biologie, 28 Février 1902.

70. DHOMOND. — De l'alimentation lactée dans la première enfance. Allaitement artificiel. Ann. de Méd. et de Chir. inf. 1er Juillet 1902.

71. DLUSKA (Mme). — Contribution à l'étude de l'allaitement maternel. Th. Paris 1894.

72. DRAPIER. — Rapport sur le fonctionnement de la crèche Hippolyte Noiret, à Rethel. Union méd. du N. E. 1894 (nn 3); 1895 (no 8); 1896 (no 10); 1897 (no 10).

153. — De l'emploi du lait stérilisé à Rethel. Obstétrique. 1896, no 5.

154. DROUET. — De la valeur des effets du lait bouilli et du lait crû dans l'allaitement artificiel. Paris, 1892.

155. — Valeur comparée du lait stérilisé et du lait bouilli dans l'allaitement artificiel. Journal de cliniq. et de thérap. infant. 1894, nos 20, 21, 22.

156. DROUINEAU. — La crèche Hippolyte Noiret, à Rethel. Soc. de Méd. Séance du 27 Déc. 1893.

157. — Etat démographique actuel de la France. Revue d'hygiène, Paris, 1894, XVI.

158. — Etat récapitulatif du mouvement de la population de 1887-1896. Archives de la Préfecture de Poitiers.

159. DUBÉ. — La mortalité infantile et les moyens de la diminuer. Union médicale du Canada, Janvier 1901.

160. DUBRIZAY. — Discussion de la communication du Dr Vildermann. Soc. obst. de France. Séance du 4 avril 1902. Consultations pour enfants nouveau-nés et distributions gratuites de lait stérilisé. Soc. obst. de Fr. Séance du 4 Avril 1902.

161. — Allaitement au sein. Ann. de Méd. et de Chir. inf. 1er Juillet 1902.

162. DUBRIZAY ET LATASTE. — Consultations pour enfants nouveau-nés et distribution gratuite de lait stérilisé. Revue d'Hygiène et de Police sanitaire, 20 Novembre 1901.

163. DUCLAUX. — Les laits stérilisés. Annales de l'Institut Pasteur, IX, Paris, 1895. (p. 281-288)

164. DUFOUR. — Sur un mode pratique d'humanisation du lait de vache. Revue mensuelle des maladies de l'Enfance. XIV, Sept. 1896.

165. — Procédé peu coûteux et pratique pour materniser le lait de vache. Normandie médicale, 1er octobre 1896.

166. — Revue des maladies de l'Enfance, 1896.

167. — Le biberon à travers les âges dans le pays de Caux. Normandie médicale, 1897.

168. — Une Goutte de lait au Hâvre. Chronique du Foyer, 1er Déc. 1898.

169. — 4 ans de la Goutte de lait à Fécamp. Normandie médicale 1898.

170. — Comment on crée une Goutte de lait. Fécamp, 1902.

171. — Presse médicale, 23 Avril 1898.

172. DUFOUR. — Un projet de réglementation et de surveillance de la vente du lait en France. Revue philanthrop. 10 Mars 1902.

173. DUJARDIN-BAUMETZ. — Société thérapeutique, 1894.

174. DURAND-DESMONS. — Rapport sur l'exécution dans le département de Seine-et-Marne, pendant l'année 1899, de la loi de Protection des enfants du 1er âge.

175. DURANTE. — Virulence de la flore bactérienne intestinale et toxicité fécale dans les entérites infantiles. Presse méd. 26 Juillet 1902

176. ENTZ (Mlle). — Consultations de nourrissons. Allaitement au sein et allaitement artificiel. Th. Paris 1900.

177. — Obstétrique, 15 juillet 1900.

178. — Presse médicale, 7 Septembre 1901.

179. ESCHERICH. — Etude sur la morbidité infantile aux différents âges de l'enfant. Annales de Méd. et de Chir. infant. 1er Octobre 1895.

180. — Les diarrhées contagieuses dans les hôpitaux de nourrissons. In Presse médicale, 27 Avril 1901.

181. E. L. M. — L'alimentation par le lait à Paris. Bulletin municipal, 31 mai 1899.

182. ETIENNE. — Etude de Démographie ouvrière. Revue médicale de l'Est, Juin 1897.

183. FERRAND (M). - Le service médical dans les crèches. Th. Paris, Nov. 1900.

184. FLANDRIN. — A propos des « Remplaçantes », Chronique médicale, 25 mai 1901.

185. GAUDFRÉ (De). — L'alimentation chez le nourrisson. Union médicale du Canada, Juillet 1901.

186. GAUTREZ. - Etude sur l'hygiène des vacheries et la réglementation du commerce du lait. Paris, 1894, Steinheil.

187. GARNIER. — Influence de l'alimentation par les drèches sur la composition du lait de vache. Annales d'hygiène 1894.

188. GAUCHAS. — Deux ans de fonctionnement d'une crèche : étude d'hygiène infantile. Revue d'hygiène, XIX, Paris 1897, N° 2.

189. GHESQUIÈRE. — Les mères et les enfants de Lille, Revue philanthr. 10 avril 1900.

190. GIBERT. — De la mortalité infantile au Hâvre. Des moyens d'y remédier. J. de clin. et de thér. infant. 1er Déc. 1898.

191. — Mortalité infantile Bull. de l'Acad de Méd. 1899, N° 22.

192. GILBERT ET CHASSEVANT. — Digestibilité du lait entier et écrémé. Progrès méd 2 Août 1902.

193. GILLET. — Formulaire d'hygiène infantile, 1898.

194. — Le lait stérilisé. Journal de médecine de Paris, 27 Janvier 1901.

195. GIRARD. — Le lait de nourrice. Journal de méd. de Paris, 1895, N° 34.

196. GIRARDOT. — Rapports des chefs de services des médecins inspecteurs de l'enfance dans la Vienne, de 1887 à 1896.

197. GOGUILLOT (P. S.). — Les lois protectrices de l'Enfance. Paris, Rousseau, 1896.

198. GORY (A). — Les secours à domicile dans Paris. Montevrain, Ecole d'Alembert, 1891.

199. GRAVIÈRE. — Comparaison entre l'allaitement mercenaire à distance et l'allaitement artificiel, au point de vue de la valeur théorique et pratique du lait et des conséquences pour le nourrisson. Th. Paris 1895.

200. GROSJEAN. — Statistique des nourrissons parisiens dans l'arrondissement de Montmirail (Marne). Journal de Clin. et de Thér. infant. 1897, N° 5.

201. GUELLIOT. — La mortalité infantile à Reims et la société protectrice de l'enfance. Union méd. du nord-est, 1894, N° 6.

202. GUILLEMIN (Julien). — De la protection des enfants du premier-âge. Dépopulation de l'enfance. Etudes sur la loi du 23 Décembre 1874 et le décret du 27 février 1877 : lacunes, modifications, Paris, Giard, 1901.

203. GUILLON. — Essai sur la mortalité infantile dans le département de la Vienne. Th. Paris, 1897, N° 580.

204. GUINON. — Doit-on continuer l'emploi du lait stérilisé dans l'allaitement mixte et lors du sevrage des nourrissons parisiens ? Comptes-rendus de la Société d'Obst., de Gyn. et de Pœd. de Paris, Janvier 1902.

205. HAUQUET. — Le service obstétrical dans les campagnes. Journal d'accouch. 25 Sept. 1898.

206. HAUSHALTER. — La mortalité infantile dans la classe ouvrière de Nancy. Revue méd. de l'Est, 1897.

207. — Les œuvres de protection de la première enfance à Nancy. Annales de Méd. et de Chir. infantiles, 15 mars 1902.

208. HEUBNER. — Sur l'alimentation des nourrissons et les hôpitaux de nourrissons. Médecine moderne, 29 Mai 1897.

209. HERRGOTT (Alph.). — Revue médicale de l'Est, 1893.

210. — Allocution prononcée à la séance solennelle de la Soc. de méd. de Nancy, 15 Juin 1902.

211. HÉRY. — Allaitement du nouveau-né. Th. Paris 1897.

212. HUBERT. — Règles pour l'allaitement des nourrissons. Presse méd. 21 Juin 1902.

213. HURTREL. — L'allaitement artificiel et l'inspection des enfants en nourrice dans le département de la Somme. Th. Paris, 1898.

214. HUTINEL. — Doit-on continuer à recommander l'emploi du lait stérilisé dans l'allaitement mixte et lors du sevrage des nourrissons parisiens ? Comptes-rendus de la Soc. d'Obst., de Gyn. et de Pæd. de Paris, Février 1902.

215. ICARD. — L'alimentation des nouveau-nés.

216. JACOB. — Des méfaits du biberon. Thèse 1896.

217. JACOB. — Rapports de la menstruation et de l'allaitement. Th. Paris 1898.

218. JANICOT. — La Goutte de lait de Rouen. Bulletin médical, 17 mai 1902

219. JEANNIN. — Alimentation du nouveau-né. Gaz. des Hop. 26 Avril et 3 Mai 1902.

220. JEMMA. — Troubles gastro-intestinaux par excès de beurre dans le lait de la nourrice. Ann. de Méd. et de Chir. infan., 15 mai 1900.

221. JOSIAS (Alb.). — Doit-on continuer à recommander l'emploi du lait stérilisé dans l'allaitement mixte et lors du sevrage des nourrissons parisiens? Comptes-rendus de la Soc. d'Obst., de Gyn. et de Pæd. de Paris, Février 1902

222. JOURNAL OFFICIEL. — Mouvement de la population.

223. JOURNAL OFFICIEL.

224. J. W. M. — Des fraudes courantes chez les nourrices. Ann. de Méd. et de Chir. infant. 1er Oct. 1898.

225. KRAVERTZ. — La vie, la mort du nourrisson. Etude sociale, hygiénique et thérapeutique. Th. Paris, Décembre 1897.

226. KUSS. — L'allaitement artificiel. Bulletin médical, Paris 1899, XIII, Juillet.

227. LAFORGE ET LÉDÉ. — Causes de la mortalité des enfants dans leur première année et des moyens d'y remédier. Bulletin médical, 25 avril 1897.

228. LAGNEAU. — Les mères délaissées. Note lue à l'Académie des sciences morales et politiques, 1892.

229. — Statistique des enfants qui, dans l'état social actuel, se trouvent privés des soins maternels. Bulletin de l'Acad. de Médecine, Séance du 14 Janvier 1896.

230. LAJOUX. — Lait et colostrum de femme. Bulletin de l'Académie de Médecine, 25 Juillet 1901.

231. LANGLOIS. — Le lait de Paris, 1893.

232. LATAPIE. — La mortalité des enfants du premier-âge et la loi Roussel. Paris 1892. (Société d'éditions scientifiques).

233. LARDIER. — Nourrices et nourrissons de Paris placés en province. Bulletin médical des Vosges, 1894.

234. — Instructions relatives à la stérilisation du lait, à ajouter dans le carnet des enfants en nourrice. Bull. méd. des Vosges, 1898.

235. — Abeille médicale, 2 avril 1898.

236. LAURENT (P). — Du lait de vache dans l'allaitement. Th. Lille, 1894.

237. LAURENT. — Causes des échecs de l'allaitement artificiel des nouveau-nés, et des moyens d'y remédier. Médecine infantile, 15 Janvier 1898.

238. LAZARD. — Le lait stérilisé doit-il être donné pur ? Journal de Clin. et de Thérap. infantiles. 1895 (N° 45).

239. — La question de la stérilisation du lait devant les pouvoirs publics. Journal de Clin. et de Thérapeut. infantiles, 1895 (N° 42.

240. LECÈNE. — Dispensaire, Assistance médicale à domicile. une expérience de deux années. Le Hâvre, Lepelletier, 1891.

241. LÉDÉ. — Des nourrices sur lieu. Mortalité de leurs enfants. Bulletin de

la Société de Médecine publique, 26 Juillet 1892. t. XV.

242. — Nourrices et nourrissons en voyage. Soc. de Médecine publique. Séance du 22 Nov. 1893.

243. — Académie de Médecine 1893.

244. — Conditions d'hygiène dans les habitations des nourrices. Soc. de Méd. publique. Séance du 24 Avril 1895.

245. — Bulletin de la Société de Médecine publique, 18 Décembre 1895.

246. — Puériculture et protection. Bull. Acad. de Méd. Séances des 6 et 13 Octobre 1896.

247. — Evolution dentaire des enfants placés en nourrice. Gazette des Hôpitaux. 30 mars 1899.

248. LEFILLATRE. — Etude sur l'allaitement artificiel dans la classe pauvre. La Goutte de lait du Hâvre. Th. Paris, 23 Janvier 1901.

249. LEGAY. — Pasteurisation et stérilisation du lait. Méd. moderne, 1893, N° 80.

250. LÉGIER (G). — Contribution à l'étude de la mortalité infantile ; les lois actuelles ne protègent pas toujours suffisamment l'enfant en bas âge Th. Paris, Décembre 1900.

251. LELOIR (Georges). — Etude sur la loi du 19 avril 1898, relative à la protection de l'enfance. Paris Rousseau, 1899.

252. LENOIR (A.). — De la protection du premier âge, loi du 23 décembre 1874, commentaire et guide pratique. Paris, Berger-Levrault, 1898.

253. LEPAGE. — Note sur l'allaitement des nouveau-nés à terme par leur mère. Revue d'hygiène et de police sanitaire. 20 juin 1897.

254. — Doit-on continuer à recommander l'emploi du lait stérilisé dans l'allaitement mixte et lors du sevrage des nourrissons parisiens ? Comptes-rendus de la Société d'Obst., de Gyn. et de Pœd. de Paris, février 1902.

255. — Doit-on continuer à recommander l'usage du lait stérilisé dans l'alimentation et lors du sevrage des nourrissons parisiens. Revue pratiq. d'Obst. et de Pæd., avril-mai-juin 1902.

256. — (Ribemont-Dessaignes). — Précis d'Obstétrique.

257. LEROUX. — Importance du service médical dans les crèches. Journal de Clin. et de Thérap. infantiles, 1897, n° 40.

258. — A propos de l'emploi du lait stérilisé à Paris. Bull. Méd. 19 avril 1902.

259. LESAGE. — De la gastro-entérite aiguë : pathogénie et étiologie. Masson, 1899.

260. — Lait stérilisé et entérite. Journal de Médecine, 17 septembre 1899.

261. LÉVI-SIRUGUE. — Hygiène du nourrisson au sein Gaz. des Hôpitaux, 3 décembre 1901.

262. — Allaitement artificiel, débilité congénitale. Gaz. des Hôpitaux, 10 décembre 1901.

263. LEVRAUD. — Le fonctionnement et les statistiques de la Goutte de lait de Saumur durant la première année (1901). Société obstétricale de France. Séance du 4 avril 1902.

264. — Œuvre saumuroise de la Goutte de lait.

265. LOP. — De l'alimentation prématurée ou artificielle des nourrissons. Arch. de Tocologie, 1895, n° 9.

266. — Essai de modification de la loi Roussel. Une consultation de nourrissons. Société Obstétricale de France. Séance du 4 avril 1902. Bulletin médical, 28 mai 1902.

267. LORCIN. — Etude sur la mortalité et la morti-natalité dans la classe ouvrière de Paris. Th. Paris, 1896.

268. LULING. — Mortalité des nourrissons en rapport avec la modalité de leur alimentation. Th. Paris, octobre 1900.

269. LUTAUD. — La dépopulation de la France. Journal de Médecine de Paris, 26 janvier 1902.

270. LYON. — Les dangers du lait et le moyen d'y remédier par la stérilisation. Gaz hebdomadaire, 1895, n° 25.

271. MACÉ. — De la thérapeutique des nourrices dans ses rapports avec la santé des nourrissons. Journ. des Prat., 21 juin 1902.

272. MACQRET. — Bréviaire de la nourrice, 1898.

273. MAGNIAUX. — Mortalité infantile à Rouen. Tribune médicale, 16-23-30 août 1899.

274. MARFAN. — Correspondance sur le coupage du lait de vache dans l'allaitement artificiel. Revue des maladies de l'enfance, 1893.

275. — La vie infantile et ses périodes. Semaine médicale, 21 novembre 1896.

276. — Sur une faute dans la stérilisation du lait, qui peut être l'origine de diarrhées estivales graves. Soc. méd. des Hôpitaux, 20 juillet 1896.

277. — Bulletin médical, 26 juillet 1896.

278. — Des règles à observer pour la stérilisation du lait. Gaz méd., 1er août 1896.

279. — Le nourrisson. Semaine méd., 21 novembre 1896

280. — Les modifications du lait de vache qui ont pour but de rapprocher sa composition de celle du lait de femme. Revue d'Obstétrique et de Pœdiatric, Mai-Juin 1898.

281. — Traité de l'allaitement et de l'alimentation des enfants du premier-âge. Paris, G. Steinheil, 1899.

282. — Les gastro-entérites des nourrissons. Étiologie. Pathogénie. Prophylaxie. Masson, 1900.

283. — Allaitement naturel et allaitement artificiel. Hypothèses sur le rôle des zymases du lait. Presse médicale. 9 janvier 1901.

284. — Le pouvoir d'allaiter a-t-il diminué chez les femmes de nos jours? Revue mensuelle des maladies de l'enfance, Janvier 1902.

285. — Doit-on continuer l'emploi du lait stérilisé dans l'allaitement mixte et lors du sevrage des nourrissons parisiens? Comptes-rendus de la Société d'Obst., de Gyn. et de Pæd. de Paris, janvier 1902.

286. — Instruction pour l'allaitement. Prospectus de vulgarisation de l'Hôpital des Enfants-Malades, 1899.

287. MARIE (J.). — De l'Assistance-Publique, relative à l'enfance. Paris, Berger-Levrault, 1892.

288. MARTIN. — Les dangers du lait et les grandes exploitations laitières. Gaz. médic. de Paris, 1894, n° 3.

289. MAUCHAMP. — L'allaitement artificiel des nourrissons par le lait stérilisé. Th. Paris, 1899.

290. MAUREL (Dr E.). — De la dépopulation de la France. Paris-Doin, 1896.

291. MAYGRIER. — La consultation de nourrissons à la Charité, de 1898 à 1901. L'Obstétrique, 1901, page 198.

292. — Discussion de la communication du Dr Lop. Soc. obstétricale de France. Séance du 4 avril 1902.

293. MEILLÈRE. — Stérilisation du lait. Journal de clinique et de thérapeutique infantiles, 1895, n° 17.

294. MÉNARD. — L'allaitement artificiel des nourrissons par le lait stérilisé. Presse médicale, 12 avril 1899.

295. MERCIER (Dr Charles). — Les Petits-Paris Etude critique et conseils pratiques sur l'hygiène infantile. Paris Steinheil 1898.

296. MÉRY. — Doit-on continuer à recommander l'emploi du lait stérilisé dans l'allaitement et lors du sevrage des nourrissons parisiens? Rev. prat. d'Obst et de Pæd., avril-mai-juin 1902.

297. — Doit-on continuer à recommander l'emploi du lait stérilisé dans l'allaitement mixte et lors du sevrage des nourrissons parisiens? Comptes-rendus de la Société d'Obst., de Gyn. et de Pæd. de Paris, février 1902.

298. MESNIL (O. DU). — De l'interdiction de fabriquer et de vendre des biberons à tube. Ann. de l'Hygiène, 1897, n° 6.

300. MEUNIER. — Les victimes du lait et du régime lacté. Th Paris, 1898.

301. MICHEL. — Les selles des nourrissons au sein; utilisation des matériaux nutritifs du lait de femme. Journal de Clin. et de Thérap. infantiles. 5 Janvier 1899.

302. MILLET. — Le pouponnat de Crépy-en-Valois; 30 mois d'exercice. L'Obstétrique II, Paris, 1897.

303. Ministère du Commerce (Publication du). Années 1894-1895-1896-1897-1898.

304. Ministère de l'Intérieur. Statistique des services de la protection des enfants du 1er âge, enfants admis pendant l'année 1897.

305. Ministère de l'Intérieur (Publication du) Statistiques de la mortalité des enfants assistés. Melun. Imprimerie administrative 1901.

306. MONOD (Henri). — Les enfants assistés de France. Paris, Masson 1899.

307. — Sur la crèche. Rev. Phil. 10 février 1902.

308. MONTI. — Principes scientifiques pour la production d'une nourriture équivalente au lait de femme. Annales de Méd. et de Chir. infantiles. 15 Novembre 1900.

309. NAPIAS. — Hygiène des crèches. Soc. de Méd. publique. 21 Octobre 1895. Revue d'hyg. Nov. 1895.

310. — De l'organisation des crèches. 2me congrès d'assistance 1897.

311. — Protection et assistance de l'enfance. in Encyclop. d'hygiène et de médecine publiques.

312. NETTER. — Un cas de scorbut infantile après usage du lait stérilisé a domicile par l'appareil Soxhlet (guérison rapide à la suite du traitement antiscorbutique). Société médicale des hôpitaux. 4 Nov. 1898.

313. NOBÉCOURT. — Recherches sur la pathogénie des infections gastro-intestinales des jeunes enfants. Th. Paris, 1899.

314. NOCARD. — Révision des conditions générales d'autorisation des vacheries. Conseil d'hygiène de la Seine. Séance du 19 février 1897.

315. NOIR (J). — Diarrhées infantiles dans la classe pauvre de Paris. Progrès médical, 12 avril 1899.

316. — Les dépôts de lait stérilisé à Paris. Progrès médical 17 février 1900.

317. OLLIVE ET SCHMITT. — La défense de l'enfance, rapport présenté au congrès de Gynécologie, d'Obstétriq. et de Pœdiatrie de Nantes. Septembre 1901.

318. OLLIVIER. — Etude d'hygiène publique, Paris, 1893, Steinheil.

319. — Crèche municipale du Ier arrondissement. Annales de la Polyclinique 1895, nº 2.

320. Œuvres de Bienfaisance. (Publication de l'office central des). Paris charitable et clairvoyant. Paris-Plon, 1897.

321. OUI. — Doit-on continuer à recommander l'emploi du lait stérilisé dans l'allaitement mixte et lors du sevrage des nourrissons parisiens ? Comptes-rendus de la Société d'Obst, de Gyn. et de Pœd. de Paris. Février 1902.

322. OUI. — Doit-on continuer à recommander l'emploi du lait stérilisé dans l'alimentation et lors du sevrage des nourrissons parisiens ? Rev. prat. d'Obst. et de Pœd. Avril-Mai-Juin 1902.

323. OUI. — Sur l'emploi du lait stérilisé industriellement dans l'alimentation des nourrissons des grandes villes. Bull. méd. 31 Mai 1902.

324. PECKER. — La Puériculture par l'assistance scientifique et maternelle à domicile. Revue philanthropique, Paris, 1899. V Juill. Brochure Paris 1900. Presse médicale, 7 Septembre 1901.

325. PÉRIER. — Les consultations de nourrissons. Annales de médecine et de chirurgie infantiles, 1er Mai 1901.

326. PERRET. — Albuminurie des nouveaux-nés. Th. 1897.

327. — Etablissement tardif de la sécrétion lactée. Les enfants débiles doivent être allaités par leur mère. Société d'Obstétrique de Paris, Séance du 20 déc. 1900.

328. PETIT. — Le droit de l'enfant à sa mère. Th. Paris, 1895 (Steinheil).

329. — Revue des maladies de la nutrition, la nourrice.

330. PIERRA. — La surchage alimentaire cause d'intolérance gastro-intestinale chez le nourrisson. Th. Paris 1901.

331. PINARD. — Du but de la loi Roussel, des moyens à employer pour en assurer l'exécution. Revue d'hygiène 1894.

332. — Puériculture. Revue d'hygiène, 20 déc. 1895.

333. — De la Puériculture intra utérine. Revue d'hygiène 1895.

334. — De la puériculture. Revue scientifique, VIII, Paris, 1891. Revue d'Obstétrique et de Gynécologie. Août 1897.

335. — Doit-on continuer l'emploi du lait stérilisé dans l'allaitement mixte et lors du sevrage des nourrissons parisiens ? Comptes-rendus de la société d'Obst., de Gyn et de Pœd. de Paris, janvier 1902.

336. PLANCHON. — Résultats obtenus à la consultation des nourrissons à la clinique Tarnier. (Juin-juil.-août-sept. 1899). Obstétrique, 1900, p. 35.

337. — Durée de l'allaitement au sein. Consultation de nourrissons de la clinique Tarnier. Obstétrique, 1902, p. 193.

338. PLATEAU. — Préparation au sevrage. Paris, 1896. (Asselin et Houzeau).

339. POCHON. — Stérilisation et maternisation du lait. Revue pratique d'Obstétrique et de Pœdiatrie. Sept.-oct. 1896, nº 105.

340. POMMAGEOT. — L'hygiène des petits-enfants. (Baillière).

1. PORAK. — Rapport annuel de la commission permanente de l'hygiène de l'enfance. Année 1899, nº 41 et 42.

2. — L'allaitement des nourrissons. Gaz. hebd. de Méd. et de Chi. pratiq. 19 janvier 1902.

3. — Rapports sur les mémoires et rapports envoyés à la commission de l'hygiène de l'enfance. Bulletin de l'Acad. de Méd. Séance du 10 déc. 1901.

4. — Bibliothèque scientifique des écoles et des familles. L'allaitement.

5. PORAK ET KATZ. — Discussion de la communication du docteur Vildermann. La consultation des nourrissons à la Maternité pendant l'année 1901. Soc. obstétr de Fr. Séance du 4 avril 1902.

6. POUPONNIÈRE DE PORCHEFONTAINE. Archives de médecine des enfants. Nov. 1900.

7. Préfecture de la Seine (publication de la) docteur Léonard Arnauld. Note sur l'Assistance Publique dans les communes suburbaines de la Seine. Paris, Chaix, 1900.

8. PRÉVOST. — Considérations et statistique sur la mortalité infantile. Union médicale du Canada. Mars 1901.

9. PY. — Des inconvénients du lait stérilisé du commerce pour l'alimentation du nouveau-né. Réveil médical, 15 février 1897, p. 3.

10. QUILLIER. — L'éczéma des nourrissons : manifestations cliniques, considérations étiologiques, traitement. Th. Paris, 1901-1902.

51. RAIMONDI. — De l'usage d'un lait aseptique ou lait vivant à la Pouponnière, Juillet 1902, Charleville, (imprimerie du Petit Ardennais).

52. — L'assistance aux nourrissons en France.

53. RÉMY. — Cholérine des jeunes enfants ; un mode de traitement. Rev. méd. de l'Est, 1893.

54. RÉNON. — Fièvre typhoïde dans les crèches. Gazette hebdomadaire de médecine et de chirurgie, 25 Octobre 1900.

55. RIBEMONT-DESSAIGNES (et Lepage). — Précis d'Obstétrique.

56. ROCHE. — Influence de la menstruation de la nourrice sur l'enfant qu'elle allaite. Thèse Paris, 1900.

57. ROCHEBLAVE. — De la loi Roussel et de la nécessité de sa révision. Revue scientifique. 25 Janvier 1902.

358. RODET. — Sur la stérilisation du lait. Revue d'Hygiène, 1895, Nº 12.

359. — Sur la valeur nutritive du lait stérilisé. Bulletin de la Société de Biol. 1896, Nº 19.

360. — Un appareil pour la stérilisation du lait. Lyon médical, 1896, Nº 11.

361. ROGER. — Contribution à l'étude de la protection de l'enfance. Thèse Toulouse, 1897-98.

362. ROGER. — Hôpitaux et dispensaires pour enfants malades, particulièrement à Toulouse. Thèse de Toulouse 1897-98.

363. ROTSCHILD (H. de). — Des laits dits maternisés. Revue des sciences pures et appliquées. Nº du 30 Juin 1897.

364. — L'allaitement mixte et l'allaitement artificiel. Thèse Paris, 1897.

365. — Notes sur l'hygiène et la protection de l'enfance. Paris-Masson, 1897.

366. — Quelques observations sur l'alimentation des nouveau-nés et de l'emploi raisonné du lait stérilisé. Paris, 1897, (Doin).

367. — La mortalité par gastro-entérite chez les enfants âgés de 0 à 1 an à Paris, et plus particulièrement à la Polyclinique H. de Rotschild en 1898-99. Progrès méd. Nº 7, 1900, 17 février.

368. — Dépopulation et protection de la première enfance. Conférence du 14 Nov. 1900.

369. — Protection de la première enfance, les Gouttes de lait. L'œuvre philantropique du lait. Revue philantropique, 10 Janvier 1902.

370. — A propos du lait stérilisé. Progrès médical, 22 Février 1902.

371. — Notes sur l'hygiène et la protection de l'enfance d'après les études faites à Berlin, St-Pétersbourg, Moscou, Vienne et Budapest.

372. ROUGEOT. — Hygiène et allaitement de la première enfance. Paris, 1894, (Maloine).

373. ROUSSEAU DE SAINT-PHILIPPE. — Une visite à la ferme de Lancy (Suisse). Journal de méd. de Bordeaux, Nov. 1896.

374. — Dilatation de l'estomac chez les nouveau-nés. Thèse, Paris, 1898.

375. — De la guérison des gastro-entérites du sevrage par la suppression pure

et simple du lait de l'alimentation. Arch. de médecine des enf. Mai 8199.

376. — In thèse Mauchamp.

377. ROUSSEL.— Service national des enfants assistés. Revue philantropique, 10 Oct. 1899.

378. ROUVIER.— Hygiène de la première enfance. Paris, 1893, (Doin).

379. Sˡ-YVES-MÉNARD. — Des meilleures conditions d'alimentation des enfants du premier âge en dehors de l'allaitement au sein. Arch. de Tocologie, 1893. Nᵒ 5 et 6.

380. Sˡ-YVES-MÉNARD ET WEBER. — Emploi du lait stérilisé et du lait maternisé dans l'élevage des enfants du premier âge. Journal de clin. et de thér. inf. 28 Avril 1898.

381. SALLES.— La question du lait. Revue médic. de Normandie. Janvier 1900.

382. SAUTERAUD — De l'assistance maternelle Revue philantropique. 10 Fév. 1902.

383. SCHLOSSMANN. · Différences au point de vue pathologique et physiologique entre l'allaitement naturel et l'allaitement artificiel. Ann. de Méd. et de Chir. infantiles, 1ʳ Sept. 1898.

384. SÉNÉQUE. — De l'étude comparative de la stérilisation du lait. Thèse Paris 1897.

385. SIMON.— Sur la mortalité des enfants, principalement dans le jeune âge. Revue médicale de l'Est, 1892.

386. SIX (Laurent).— Contribution à l'étude du lait maternisé. Thèse, Paris, 1902.

387. Société obstétricale de France (annales de la). Août 1901, Paris (Doin).

388. SOGNIÉS. — Annuaire statistique et démographique de la ville de Nancy de 1894, 95. 96, 97.

389. STAPFER. — L'application de la loi Roussel et l'allaitement au biberon dans le Calvados. Paris, 1895. (Steinheil).

390. STIEFFEL. — De l'allaitement chez les femmes débiles. Indép. médicale, 1895, Nᵒ 8.

391. STŒBER.— Notice historique et pratique sur les crèches. Revue méd. de l'Est, 1900.

392. STRAUSS. — L'enfance malheureuse. Paris, Charpentier, 1896.

393. — Dépopulation et puériculture, Paris, 1901.

394. — Puériculture et pouponnière. Revue Philantropique, 10 Janv. 1902.

395. SUTILS. — Application des pesages réguliers à la surveillance des enfants du premier âge. Méd. infantile 1ᵉʳ Déc. 1897.

396. TARNIER ET BUDIN.— Traité de l'Art des accouchements.

397. TEMESVARY. — La question des nourrices. Archives de Gynécologie et de Tocologie, 1896, Nᵒ 5.

398. VALLIN.— Le contrôle de la saleté du lait. Revue d'hygiène, 1896, Nᵒ 10.

399. VARIOT. — Le médecin des enfants. Paris, 1892. (G. Boudet).

400. — Le lait stérilisé. Journ. de Clin. et de Thérap. inf., 20 Décembre 1893.

401. — Journal de clinique et de thérapeutique infantiles. 13 février 1893.

402. — Filtration du lait comme moyen adjuvant de la stérilisation. Revue d'Obstétrique et de Pœdiatrie. Août 1894.

403. — La filtration du lait par le coton. Journ. de clin. et de thér. inf. 20 sept. 1894.

404. — Les divers procédés de stérilisation du lait dans les grandes villes et à la campagne. Journal de clin. et de thérap. inf. IV. Paris, 13 août 1896.

405. — La stérilisation du lait, et la question des nourrices. Journ. de clin. et de thérap. infant. IV, Paris, 17 septembre 1896

406. — La stérilisation du lait en Amérique. Journ. de clin. et de thérap. inf. 1896.

407. — La distribution du lait stérilisé au dispensaire de Belleville. Journal de clin. et de thérap. infant. V, Paris 25 février 1897.

408. — La surveillance de l'allaitement artificiel dans les crèches. Journal de clin. et de thérap. infant. 23 sept. 1897.

409. — Lait stérilisé obligatoire dans les crèches de Paris. Journ. de clin. et de thérap. infant. 23 décembre 1897.

410. — Lait pur. Journ. de clin. et de thér. inf. 3 février 1898.

411. — Les nourrices en Angleterre. Journ. de clin. et de thér. inf. 28 avril 1898.

412. — Nécessité d'un règlement de police pour interdire la vente des biberons à tube en caoutchouc. Journ. de clin. et de thérap. inf. 7 juillet 1898.

413. — Journal de clinique et de thérapeutique infantiles. 7 juillet 1898.

414. — Les diarrhées estivales des enfants et le lait stérilisé à Paris. Journ de Clin. et de Thér. inf. 22 sept. 1898.

415. — Lacunes de la loi Roussel. Journal de clin. et de thér. inf. 13 octobre 1898.

416. — Cause et traitement des vomissements des nourrissons. Journ. de clin. et de thér. inf. 22 décembre 1898.

417. — Obstacle à la diffusion de lait stérilisé dans l'allaitement artificiel. Revue philantropique. Septembre 1899.

418. — Projet de réorganisation des services de nourrissons allaités artificiellement dans les hôpitaux d'enfants de Paris. Gaz. des hôpitaux. 23 janvier 1900.

419. — Sur un nouveau biberon gradué. Bulletin de l'Acad. de Méd, 13 nov. 1900.

420. — Les nourrices mercenaires et la stérilisation du lait. Revue philanthropique. 10 mars 1901.

421. — Un cas de maladie de Barlow causé par l'usage du lait maternisé. Arch. de méd. des enfants. Mai 1901.

422. — La valeur du lait stérilisé dans l'allaitement. Revue scientifique, 24 août 1901.

423. — L'élevage des enfants atrophiques par l'emploi du lait stérilisé. Revue scientifique, 25 février 1902.

424. — Traitement et élevage d'un enfant atteint d'une atrophie extrême d'origine gastro-intestinale, par l'emploi exclusif et méthodique du lait stérilisé industriellement. Gaz. des hôp. 4 mars 1902.

425. VARNIER. — Doit-on continuer à recommander l'emploi du lait stérilisé dans l'allaitement et lors du sevrage des nourrissons parisiens. Revue pratique d'Obst. et de Pœd. Avril-mai-juin 1902.

426. VERNOIS. — Rapport sur l'utilité des crèches et sur une série de questions destinées à éclaircir l'autorité. Dans Trébuchet, rapport général sur les travaux du conseil d'hygiène. Paris, 1861. p. 47 et suiv.

427. VEUZE (J. DE) — La protection de l'enfance. Paris, 1899.

428. VIDAL. — Rapport sur le fonctionnement de la loi Roussel dans le département du Var. Statistique de la mortalité des enfants en bas âge de 1884 à 1893. Progrès médical, 1894.

429. VILDERMANN. — Les consultations pour nourissons secourus par l'assist. publique. Société obstétricale de France. Séance du 4 avril 1902.

430. WALLICH. — Sur la façon de diriger l'allaitement maternel. Revue pratique d'Obstétrique et de Pœdiatrie. 1894.

431. WURMS. — La suralimentation. Quinzaine médicale. 15 juillet 1897.

432. X***. — Loi pour la protection de l'enfance édictée en Angleterre en 1898. J. de clin. et de thér. inf. 22 déc. 1898.

433. X***. — La présence du plomb dans le lait de conserve Lyon médical, n° 39, 26 sept. 1897, p. 125.

434. X***. — La distribution du lait stérilisé. Rev. méd. Paris 1897, p. 271 *bis*.

435. ZUBER. — La Mortalité infantile à Nancy, principalement dans la classe ouvrière indigente ; importance de la gastro-entérite dans cette mortalité ; sa prophylaxie. Th. Nancy 1899.

ERRATA

Page 130, ligne 28, au lieu de : quelle que forme, lire : *quelque forme*.

Page 163, lignes 29 et 30, au lieu de : Une simple petite casserole suffira pour les désinfecter, lire : *une simple casserole suffira pour la stérilisation des sondes*.

Page 167, ligne 25, au lieu de : le lait sera-t-vendu, lire : *le lait sera-t-il vendu*.

Page 168, ligne 10, au lieu de : ne s'accomodent pas, lire : *ne s'accommodent pas*.

TABLE DES MATIÈRES

ADDENDA

Page 12, ligne 15, au lieu de : elle aurait pu, lire *elles auraient pu.*

  — 19 — 19, — des broncho-pneumonies, de la rougeole, lire *des broncho-pneumonies de la rougeole,*

  — 31, — 13, supprimer : méningite tuberculeuse.

  — 31, — 21, ajouter à la fin du paragraphe : *Cette hypothèse est plausible pour expliquer la contamination plus grande des enfants nourris au sein, par la méningite tuberculeuse.*

  — 35, — 12, au lieu de : non qu'ils, lire *non qu'elles.*

  — 35, — 13, — mais parce qu'ils, lire *mais parce qu'elles.*

  — 56, — 14, — bouteilles stériles, lire *bouteilles de lait stérilisé.*

  — 59, — 9, — complicit inconsciente, lire *complicité inconsciente.*

  — 63, — 30, — (214), lire *(408).*

  — 103, le paragraphe 4 exprime une erreur : M. Lop n'a pas encore obtenu l'autorisation qu'il sollicitait.

  — 103. — 24, et page 104, ligne 7, au lieu de Nacquot, lire *Mocquot.*

  — 114, Par suite d'une fausse interprétation de notre copie, il faut rattacher à la fin du paragraphe *b/* : *Enfants arrivés gravement malades : 51 ; décès : 18, soit 35,3 %, dont 5 par voie digestive, soit 9,8 %.*
Enfants arrivés sains ou à peu près, décès : 7, soit 2,43 %, dont 1 par gastro entérite, soit 0,35 % : Cet enfant avait bu du lait de crèmerie, non bouilli, pendant les chaleurs.

Lire ainsi le paragraphe *c)* :

c). — Consultation de nourrissons à la Charité,
de 1898 à 1901 (D Maygrier). (291).*

321 enfants y ont été amenés par leurs mères
pendant un temps qui a varié de 1 à 24 mois·
Allaitement au sein .... *228 soit 66,66 % .*
     —   —   *puis mixte. 14 — 4,36 % .*
Allaitement mixte .... *49 — 15,26 % .*
     —   —   *puis artificiel 25 — 7,78 % .*
Allaitement artificiel. .... *19 — 5,91 % .*
Mortalité: 8, soit 2.5 %, dont un seul par gastro-
entérite, (contractée au Vésinet où la mère
avait emmené son enfant).
Enfants prématurés suivis à la Consultation de
nourrissons : 48; mortalité connue : 3, soit 1 %;
1 est mort à deux mois de broncho-pneumonie,
2 autres sont morts de cause inconnue, l'un à
2 mois, l'autre à 4 mois : tous deux ne venaient
plus à la Consultation depuis 15 jours.

Page 118, ligne   8, au lieu de : sensée (il recevait notamment du lait de crèmerie), malgré, lire *sensée; il recevait notamment du lait de crèmerie, malgré*

— 120,   —   3, supprimer : malgré elles.

— 121,   —   14, au lieu de : pas souciées, lire *pas soucié*

— 129,   —   30 et 31, au lieu de : quelle qu'envie, lire *quelqu'envie*

— 152,   —   22,   —   boucher le budget, lire *boucler le budget.*

— 157,   —   19,   —   vraiment stérilise, lire *vraiment stérile.*

— 161,   —   20 et 21. *Cette opinion n'est plus conforme à la réalité; le champignon central du capuchon imaginé par le P Budin a été tout récemment renforcé considérablement, si bien que son éclatement ne s'observe plus, lorsque, par suite du refroidissement du flacon, le capuchon doit supporter la pression atmosphérique.*

— 175,   —   8,   —   une place entière, lire *une page entière (recto et verso),*

Page 175, ligne 23, — mentionnons enfin, lire *mentionnons encore.*

— 177, — 19, — la casse ou la détérioration, lire *la casse et la détérioration.*

— 187, — 14, — quelle que soit la casse, lire *quelle que soit la classe*

— 188, — 8 et 9, — les écarts de régime dûs aux fautes de régime commises trop fréquemment le dimanche, lire *les écarts de régime commis trop fréquemment le dimanche.*

— 192, — 12, — autorisés à blâmer, lire *autorisé à blâmer,*

— 193, — 1. — d'honneur du médecin, lire *d'honneur au médecin.*

— 199. — 23, — inférieur à celui qui leur sera vendu ailleur, lire *inférieur à celui qu'elles paieraient ailleurs.*

— 202, — 13, — fautes de diététrique, lire *fautes de diététique.*

Fontenay-aux-Roses (Seine). — Imp. Louis Bellenand.

www.ingramcontent.com/pod-product-compliance
Lightning Source LLC
LaVergne TN
LVHW050416060726
842524LV00002B/598